あん摩マッサージ
指圧師、
はり師・きゅう師
国家試験対策

ゆるゴロ経穴学

[著]

原田 晃

お茶の水はりきゅう専門学校 副校長

中外医学社

はじめに

　この本を手にしてくれたみんな！　どうもありがとうな！　僕は「とりあたま先輩」っていうんだ。なぜ「とりあたま先輩」か、だって？　臆面もなく言わせてもらうとだな、僕は覚えたことを3歩歩く間に忘れてしまう「とり頭」の持ち主だっていうことに加え、また、そのせいであん摩マッサージ指圧師、鍼灸師の養成学校を2回も留年しているからなんだ。そんなわけで、まわりの友達から「とりあたま先輩」と呼ばれるようになってしまったんだな。まったくいやんなっちゃうよ。特に経絡経穴概論は僕の天敵で、学校の定期試験では、毎回毎回赤点を連発していたんだ。だって経絡経穴概論って、国家試験の問題は年々難しくなってきているし、覚えなくっちゃいけないことが、これでもか！これでもか！って山ほどあるだろ？　そして何よりも、何をどうやって覚えていいのかサッパリわかんないじゃないか。正直言って、何度も何度も勉強をあきらめかけたことがあったんだ。

　でもそんなときに、僕はある秘策を思いついたんだ。それがこの本にたくさん収録されている「ゴロ合わせ」と「ゆる～いイラスト」を使った勉強法なんだ！イラストってほら、イメージとして頭に残りやすいだろ？　そのうえ、「ゴロ合わせ」を併せるとすごく記憶しやすいんだ！　今ではあんなに苦手だった経絡経穴概論の勉強が楽しくて、ちょっとずつではあるけど得意になってきちゃってるんだ！この分だと国家試験も大丈夫だな。

　そんなわけでこの度、僕が経絡経穴概論の勉強にフル活用しているたくさんの「ゴロ合わせ」や「ゆる～いイラスト」を、すべて一冊の本にまとめてみたんだ。この本は是非、経絡経穴概論の勉強で悩んでるみんなに活用してもらいたいな。また、みんなが無事に治療家になった後や、もうすでに治療家として活躍しているみんなにも、ツボの知識が必要になったときに活用してもらえたら嬉しいな。

　じゃあ、みんなの健闘を祈っているよ！

　　　　　　　　とりあたま先輩

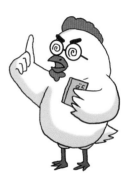

もくじ

第 1 章　経絡・経穴とは

STEP 1●経絡とは ……………………………………………………… 2
　①経絡 ……………………………………………………………… 2
　②経脈 ……………………………………………………………… 2
　③絡脈 ……………………………………………………………… 2
STEP 2●経穴とは ……………………………………………………… 3
　腧穴 ………………………………………………………………… 3
とりあたまアドバイス！ ……………………………………………… 4

第 2 章　正経十二経脈

STEP 1●流注 …………………………………………………………… 6
　①上肢 ……………………………………………………………… 6
　②下肢 ……………………………………………………………… 6
　③頭顔面部 ………………………………………………………… 7
　④体幹部 …………………………………………………………… 7
STEP 2●接続 …………………………………………………………… 8
STEP 3●表裏関係 ……………………………………………………… 9
STEP 4●各経脈の概要 ………………………………………………… 10
　①手の太陰肺経 …………………………………………………… 10
　②手の陽明大腸経 ………………………………………………… 13
　③足の陽明胃経 …………………………………………………… 16
　④足の太陰脾経 …………………………………………………… 20
　⑤手の少陰心経 …………………………………………………… 23
　⑥手の太陽小腸経 ………………………………………………… 26
　⑦足の太陽膀胱経 ………………………………………………… 29
　⑧足の少陰腎経 …………………………………………………… 35
　⑨手の厥陰心包経 ………………………………………………… 38

⑩手の少陽三焦経 ……………………………………… 41

⑪足の少陽胆経 ……………………………………… 44

⑫足の厥陰肝経 ……………………………………… 49

とりあたまアドバイス！ ……………………………… 53

第3章 奇経八脈

STEP 1●奇経八脈とは ………………………………… 58

STEP 2●各経脈の概要 ………………………………… 59

①督脈 ………………………………………………… 59

②任脈 ………………………………………………… 62

③衝脈 ………………………………………………… 65

④帯脈 ………………………………………………… 65

⑤陽蹻脈 ……………………………………………… 66

⑥陰蹻脈 ……………………………………………… 66

⑦陽維脈 ……………………………………………… 67

⑧陰維脈 ……………………………………………… 67

STEP 3●奇経八脈と関連する経穴 …………………… 68

とりあたまアドバイス！ ……………………………… 70

第4章 同じ高さにある腧穴

STEP 1●胸腹部 ………………………………………… 72

STEP 2●背腰部 ………………………………………… 81

STEP 3●頭部 …………………………………………… 90

とりあたまアドバイス！ ……………………………… 92

第5章 経穴と距離

STEP 1●頭顔面部 ……………………………………… 96

STEP 2●胸腹部 ………………………………………… 98

STEP 3●上肢 …………………………………………… 99

STEP 4●下肢 ……………………………………………… 101

とりあたまアドバイス！ …………………………………… 103

とりあたまヒント！ ………………………………………… 106

第6章 **要穴**

STEP 1●五要穴 ……………………………………………… 108

原穴 ………………………………………………………… 111

郄穴 ………………………………………………………… 112

絡穴 ………………………………………………………… 114

募穴 ………………………………………………………… 116

STEP 2●五兪穴・五行穴 ………………………………… 118

井穴 ………………………………………………………… 122

榮穴 ………………………………………………………… 123

兪穴 ………………………………………………………… 124

経穴 ………………………………………………………… 125

合穴 ………………………………………………………… 126

STEP 3●その他の要穴 …………………………………… 127

①四総穴 …………………………………………………… 127

②八脈交会穴（八総穴、八宗穴）………………………… 128

③八会穴 …………………………………………………… 129

④下合穴 …………………………………………………… 130

とりあたまアドバイス！ …………………………………… 131

第7章 **奇穴・新穴**

とりあたまアドバイス！ …………………………………… 140

第8章 **よく知られている経穴の組合せ**

STEP 1●六つ灸（六華の灸、胃の六つ灸） …………… 142

STEP 2●小児斜差の灸 …………………………………… 143

STEP 3●中風七穴 ··· 144
STEP 4●脚気八処の穴 ·· 145
とりあたまアドバイス！ ······································· 146

第9章 禁鍼穴・禁灸穴

とりあたまアドバイス！ ······································· 151

第10章 骨度法

STEP 1●同身寸法 ·· 154
STEP 2●骨度法 ·· 155
①主な頭部・顔面部の長さ ································· 156
②主な胸部・腹部・季肋部の長さ ·························· 157
③主な上背部の長さ ······································· 157
④主な上肢の長さ ··· 158
⑤主な下肢の長さ ··· 159
とりあたまアドバイス！ ······································· 160

第11章 経穴と解剖

STEP 1●筋肉と経穴 ·· 164
①体幹 ··· 164
胸筋：浅胸筋、深胸筋 ····································· 165
腹筋：前腹筋、側腹筋 ····································· 167
背筋：浅背筋、深背筋 ····································· 168
②上肢 ··· 170
上肢の筋：上肢帯の筋、上腕の筋 ························· 171
前腕の筋：浅層・深層の屈筋、浅層・深層の伸筋 ··········· 173
手の筋：母指球筋、小指球筋、中手筋 ····················· 178
③下肢 ··· 180
下肢帯の筋：内寛骨筋、外寛骨筋 ························· 181

　　　　大腿の筋：大腿前面・内側面・後面の筋 ················· 183

　　　　下腿の筋：下腿前面・外側面・後面の筋 ················· 186

　　　　足の筋：足背筋、母指球筋、小指球筋、中足筋 ········· 189

　　　④頭頚部 ··· 191

　　　　頭部の筋：表情筋、咀嚼筋 ························· 192

　　　　頚部の筋 ··· 195

　STEP 2●主な解剖学的部位と経穴 ························· 197

　STEP 3●主な動脈と経穴 ································· 198

　　頭頚部の動脈 ··· 199

　　上肢の動脈 ··· 201

　　下肢の動脈 ··· 202

　STEP 4●主な神経(皮枝)と経穴 ························· 204

　　脳神経 ··· 205

　　　三叉神経 ··· 205

　　脊髄神経 ··· 206

　　　頚神経後枝 ··· 206

　　　頚神経前枝：頚神経叢、腕神経叢 ················· 207

　　　腰神経・仙骨神経前枝：腰神経叢、仙骨神経叢 ····· 209

　　デルマトームと経穴 ··································· 211

　STEP 5●主な神経(筋枝)と経穴 ························· 212

　とりあたまアドバイス！ ································· 213

第12章 **経絡経穴と研究**

　経穴現象・トリガーポイント ··························· 220

　とりあたまアドバイス！ ······························· 221

　とりあたまヒント！ ··································· 222

第 1 章

経絡・経穴とは

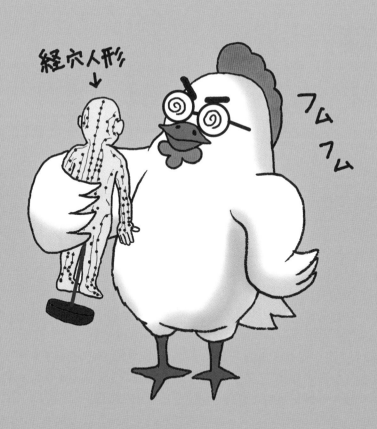

経穴人形

STEP 1　経絡とは

①経絡

経絡とは経脈と絡脈を合わせたもので、気血の通路として機能し、臓腑と身体各部、体表を連絡する。また、経脈は人体を縦方向に走行する幹線で、絡脈は経脈と経脈を横や斜め方向に繋ぐ支脈である。

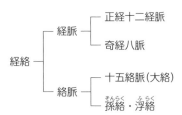

経絡 ┬ 経脈 ┬ 正経十二経脈
　　　│　　└ 奇経八脈
　　　└ 絡脈 ┬ 十五絡脈（大絡）
　　　　　　　└ 孫絡・浮絡

②経脈

経脈には正経十二経脈※1と奇経八脈がある。正経十二経脈には、手の三陰経、手の三陽経、足の三陰経、足の三陽経の合計 12 の経脈があり、奇経八脈には、督脈、任脈、衝脈、帯脈、陽蹻脈、陰蹻脈、陽維脈、陰維脈の合計 8 の経脈がある※2。

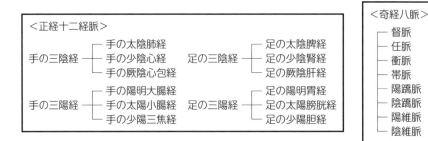

<正経十二経脈>

手の三陰経 ┬ 手の太陰肺経
　　　　　　├ 手の少陰心経
　　　　　　└ 手の厥陰心包経

足の三陰経 ┬ 足の太陰脾経
　　　　　　├ 足の少陰腎経
　　　　　　└ 足の厥陰肝経

手の三陽経 ┬ 手の陽明大腸経
　　　　　　├ 手の太陽小腸経
　　　　　　└ 手の少陽三焦経

足の三陽経 ┬ 足の陽明胃経
　　　　　　├ 足の太陽膀胱経
　　　　　　└ 足の少陽胆経

<奇経八脈>
- 督脈
- 任脈
- 衝脈
- 帯脈
- 陽蹻脈
- 陰蹻脈
- 陽維脈
- 陰維脈

③絡脈

絡脈は正経十二経脈から分かれた支脈である。絡脈のうち、大きなものは大絡という。一方、大絡からさらに細かく枝分かれし、体表を網目状に覆うものを孫絡・浮絡と呼ぶ。ちなみに、大絡は 15 あるので十五絡脈（大絡）と呼ばれる※3

※1　経脈には、正経十二経脈から分かれて別行する十二経別という経脈も存在する。

※2　正経十二経脈に、奇経八脈の督脈、任脈を加えたものを十四経脈と呼ぶ。

※3　足の太陰脾経の大包から分かれる絡脈を特に、脾の大絡と呼ぶ。

JCOPY 498-06936

＜イメージ＞

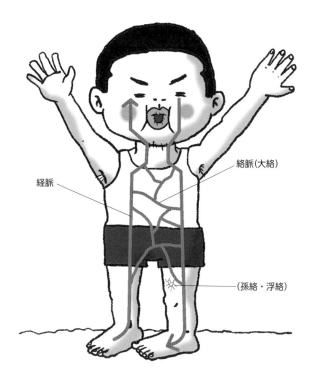

経脈

絡脈(大絡)

(孫絡・浮絡)

STEP 2 経穴とは

腧穴

いわゆる「ツボ」を総称して腧穴という。この腧穴のうち十四経脈(正経十二経脈＋任脈＋督脈)にあるものを経穴という。また、経脈に属しないが治療穴として名称と部位が定められたものを奇穴、また奇穴のうち、1901 年以降に新たに定められたものを新穴、名称も部位も定まっていないが刺激すると心地よかったりするものを阿是穴という。

```
        ┌─ 経穴(十四経脈上にある腧穴)
        ├─ 奇穴(十四経脈上にない腧穴)
腧穴 ─┤      └─ 新穴(1901 年以降に定められた奇穴)
        └─ 阿是穴(名称も部位も定められていない腧穴)
```

ツボ イコール 経穴
じゃないってことね！

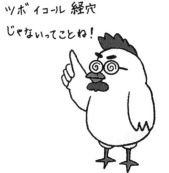

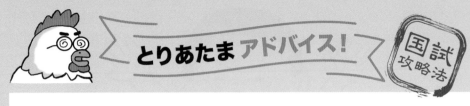

STEP 1 経絡とは

ポイントは、経絡の概要をとらえることだ！
経絡の成り立ちや、言葉の意味をしっかりと覚えよう！

（練習問題）

問題 1　経絡の概要について<u>誤っている</u>記述はどれか。

1．経絡は気血などの生理物質の通路として機能する。
2．奇経八脈は経脈に含まれる。
3．臓腑と身体各部、体表を連絡する。
4．経脈は人体を横方向に走行する。

問題 2　絡脈について正しい記述はどれか。

1．正経十二経脈から分かれた支脈である。
2．大絡は 12 ある。
3．孫絡は十二正経脈から直接分枝する。
4．奇経八脈を含む。

問題 3　脾の大絡が分かれる経穴はどれか。

1．公孫
2．大包
3．大横
4．太白

<u>答え</u>　問題 1：4　問題 2：1　問題 3：2

JCOPY 498-06936

第 **2** 章

正経十二経脈

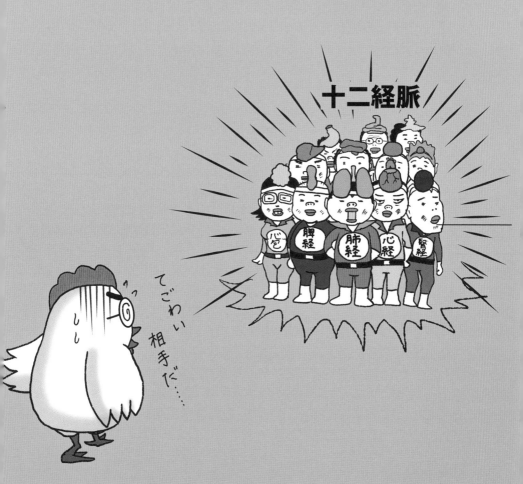

十二経脈

STEP 1　流注

①上肢

手の三陰経は胸部から手部へと流れる。手の三陽経は手部から顔面部・頭部に流れる。また、太陰経と陽明経が橈側、厥陰経と少陽経が中央、少陰経と太陽経が尺側を流れる。

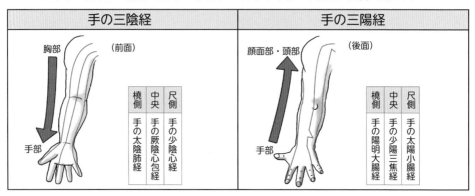

手の三陰経			手の三陽経		
（前面）			（後面）		
橈側	中央	尺側	橈側	中央	尺側
手の太陰肺経	手の厥陰心包経	手の少陰心経	手の陽明大腸経	手の少陽三焦経	手の太陽小腸経

②下肢

足の三陰経は足部から胸腹部に流れる。足の三陽経は顔面部・頭部から足部に流れる。また、太陰経と陽明経が前方、厥陰経と少陽経が中央、少陰経と太陽経が後方を流れる※1。

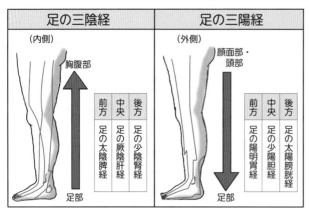

足の三陰経			足の三陽経		
（内側）			（外側）		
前方	中央	後方	前方	中央	後方
足の太陰脾経	足の厥陰肝経	足の少陰腎経	足の陽明胃経	足の少陽胆経	足の太陽膀胱経

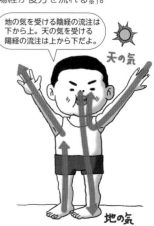

地の気を受ける陰経の流注は下から上。天の気を受ける陽経の流注は上から下だよ。

※1　足部、下腿部では足の前方を足の厥陰経が、
　　　中央を足の太陰経が流れる。

手の三陰経	胸部→手部
手の三陽経	手部→顔面・頭部
足の三陰経	足部→胸腹部
足の三陽経	頭・顔面部→足部

JCOPY 498-06936

③頭顔面部

手足の陽明経は顔面部・額部、手足の少陽経は側頭部、手足の太陽経は頭頂部・後頭部・顔面部を流れる。

手の陽明大腸経 足の陽明胃経	顔面部・額部
手の少陽三焦経 足の少陽胆経	側頭部
手の太陽小腸経 足の太陽膀胱経	頭頂部・後頭部・顔面部

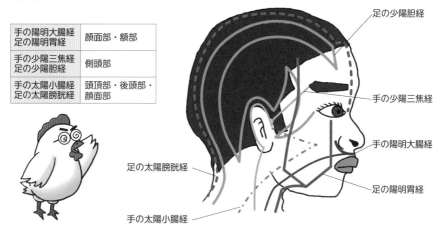

足の少陽胆経
手の少陽三焦経
手の陽明大腸経
足の陽明胃経
足の太陽膀胱経
手の太陽小腸経

④体幹部

足の三陰経と足の陽明経は胸腹部を流れる。足の少陽経は側腹部を流れる。

足の太陽経は腰背部を流れる。胸腹部は正中から足の少陰経、足の陽明経、足の太陰経の順番で並んでいる。

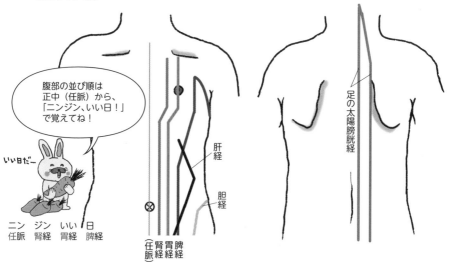

腹部の並び順は正中（任脈）から、「ニンジン、いい日！」で覚えてね！

いい日だー

ニン	ジン	いい	日
任脈	腎経	胃経	脾経

肝経
胆経

（任脈）腎経 胃経 脾経

足の太陽膀胱経

STEP 2　接続

正経十二経脈は 中 焦 に起こる手の太陰肺経から始まり、以下の順番に連絡し合い、足の厥陰肝経で一巡する。足の厥陰肝経は再び中焦に流れ、経脈は循環する。

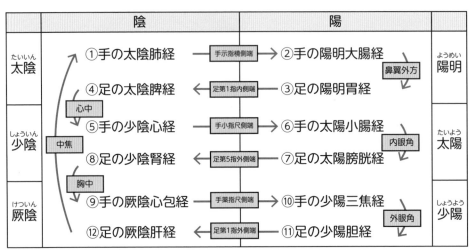

	陰		陽	
たいいん 太陰	①手の太陰肺経	手示指橈側端 →	②手の陽明大腸経	ようめい 陽明
	④足の太陰脾経	← 足第1指内側端	③足の陽明胃経	
しょういん 少陰	⑤手の少陰心経	手小指尺側端 →	⑥手の太陽小腸経	たいよう 太陽
	⑧足の少陰腎経	← 足第5指外側端	⑦足の太陽膀胱経	
けついん 厥陰	⑨手の厥陰心包経	手薬指尺側端 →	⑩手の少陽三焦経	しょうよう 少陽
	⑫足の厥陰肝経	← 足第1指外側端	⑪足の少陽胆経	

（心中・中焦・胸中・鼻翼外方・内眼角・外眼角）

＜各経脈の接続＞

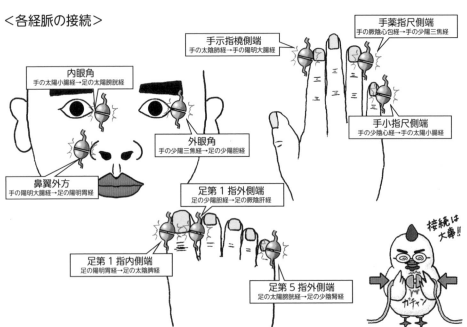

内眼角
手の太陽小腸経→足の太陽膀胱経

手薬指尺側端
手の厥陰心包経→手の少陽三焦経

手示指橈側端
手の太陰肺経→手の陽明大腸経

外眼角
手の少陽三焦経→足の少陽胆経

手小指尺側端
手の少陰心経→手の太陽小腸経

鼻翼外方
手の陽明大腸経→足の陽明胃経

足第1指外側端
足の少陽胆経→足の厥陰肝経

足第1指内側端
足の陽明胃経→足の太陰脾経

足第5指外側端
足の太陽膀胱経→足の少陰腎経

接続は大事!!

JCOPY 498-06936

STEP 3 表裏関係

手足の三陰経と三陽経は互いに連絡しており、下記のような表裏関係が成立する。

裏		表
手の太陰肺経	←→	手の陽明大腸経
足の太陰脾経	←→	足の陽明胃経
手の少陰心経	←→	手の太陽小腸経
足の少陰腎経	←→	足の太陽膀胱経
手の厥陰心包経	←→	手の少陽三焦経
足の厥陰肝経	←→	足の少陽胆経

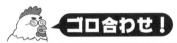 ゴロ合わせ！

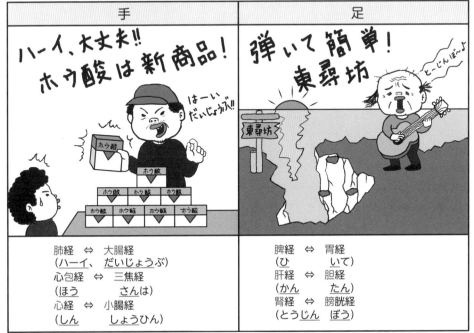

手	足
肺経 ⇔ 大腸経 （ハーイ、　だいじょうぶ） 心包経 ⇔ 三焦経 （ほう　　　さんは） 心経 ⇔ 小腸経 （しん　　しょうひん）	脾経 ⇔ 胃経 （ひ　　　いて） 肝経 ⇔ 胆経 （かん　　たん） 腎経 ⇔ 膀胱経 （とうじん　ぼう）

STEP 4 各経脈の概要

①手の太陰肺経

中焦から始まる(1)。
→ 下に降り大腸を絡(まと)う(2)。
→ 再度上がり胃の噴門をめぐる。
→ 横隔膜を貫き肺に属する(3)。
→ 肺から気管、喉頭を通る(4)。
→ 前胸部(5)から腋窩、上肢前外側を通り、母指外側に終わる(6)。
→ 列欠から分かれた支脈が手の陽明大腸経と繋がる。

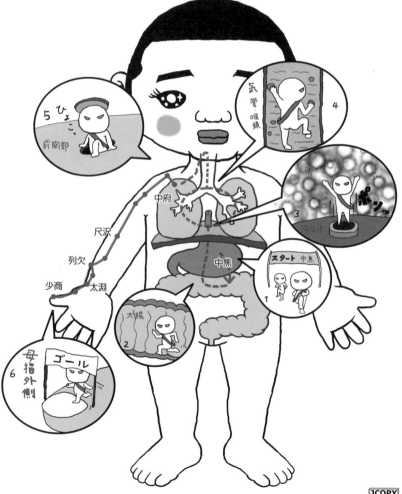

JCOPY 498-06936

No	経穴名	五要穴	五兪穴	その他	取穴部位	筋肉等	神経 筋枝	神経 皮枝	血管
1	中府 ちゅうふ	募穴			前胸部、第1肋間と同じ高さ、鎖骨下窩の外側、前正中線の外方6寸	大胸筋 小胸筋	内側・外側胸筋神経	鎖骨上神経	胸肩峰動脈 外側胸動脈
2	雲門 うんもん				前胸部、鎖骨下窩の陥凹部、烏口突起の内方、前正中線の外方6寸			鎖骨上神経	胸肩峰動脈 外側胸動脈 腋窩動脈
3	天府 てんぷ				上腕前外側、上腕二頭筋外側縁、腋窩横紋前端の下方3寸	上腕二頭筋 上腕筋	筋皮神経	上外側上腕皮神経	上腕動脈の枝
4	俠白 きょうはく				上腕前外側、上腕二頭筋外側縁、腋窩横紋前端の下方4寸	上腕二頭筋 上腕筋	筋皮神経	上外側上腕皮神経	上腕動脈の枝
5	尺沢 しゃくたく		合水穴		肘前部、肘窩横紋上、上腕二頭筋腱外方の陥凹部	上腕二頭筋(腱) 上腕筋	筋皮神経	外側前腕皮神経	橈側反回動脈(橈骨動脈の枝)
6	孔最 こうさい	郄穴			前腕前外側、尺沢と太淵を結ぶ線上、手関節掌側横紋の上方7寸	腕橈骨筋 円回内筋	橈骨神経 正中神経	外側前腕皮神経	橈骨動脈
7	列欠 れっけつ	絡穴		四総穴 八脈交会穴	前腕橈側、長母指外転筋腱と短母指伸筋腱の間、手関節掌側横紋の上方1寸5分	腕橈骨筋(腱) 長母指外転筋(腱) 短母指伸筋(腱)	橈骨神経	外側前腕皮神経	橈骨動脈
8	経渠 けいきょ		経金穴		前腕前外側、橈骨下端の橈側で外側に最も突出した部位と橈骨動脈の間、手関節掌側横紋の上方1寸	腕橈骨筋(腱) 長母指外転筋(腱)	橈骨神経	外側前腕皮神経	橈骨動脈
9	太淵 たいえん	原穴	兪土穴	八会穴の脈会	手関節前外側、橈骨茎状突起と舟状骨の間、長母指外転筋腱の尺側陥凹部			外側前腕皮神経	**橈骨動脈**
10	魚際 ぎょさい		榮火穴		手掌、第1中手骨中点の橈側、赤白肉際	短母指外転筋 母指対立筋	正中神経	橈骨神経浅枝	母指主動脈の枝
11	少商 しょうしょう		井木穴		母指、末節骨橈側、爪甲角の近位外方1分(指寸)、爪甲橈側縁の垂線と爪甲基底部の水平線との交点			橈骨神経浅枝	母指主動脈の枝 母指橈側動脈

※太字・アンダーラインは動脈拍動部

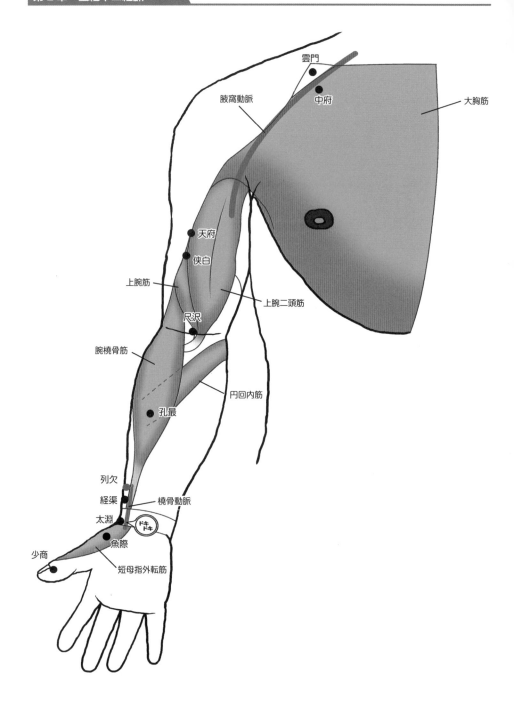

雲門
中府
腋窩動脈
大胸筋
天府
侠白
上腕筋
上腕二頭筋
尺沢
腕橈骨筋
円回内筋
孔最
列欠
経渠
橈骨動脈
太淵
ドキドキ
魚際
少商
短母指外転筋

JCOPY 498-06936

②手の陽明大腸経

示指外側端から始まる(1)。
→　示指外側をめぐり、手背側に出る。
→　その後、陽渓に入り、前腕後外側を上る(2)。
→　上腕後外側、肩部を上り大椎に出る。大椎から大鎖骨上窩に下り、そこで二手に分かれる(3)。
→　一方は胸中、肺を絡い横隔膜を貫いて大腸に属する(4)。
→　もう一方は頚部を上り、頬を貫き、下歯に入る。その後、人中で左右交差し、鼻翼外方で足の陽明胃経に繋がる(5)。

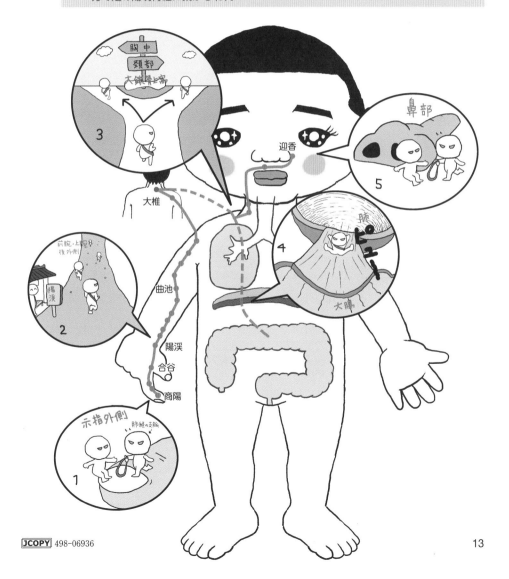

No	経穴名	五要穴	五兪穴	その他	取穴部位	筋肉等	神経 筋枝	神経 皮枝	血管
1	商陽 しょうよう		井金穴		示指、末節骨橈側、爪甲角の近位外方1分(指寸)、爪甲橈側縁の垂線と爪甲基底部の水平線の交点			正中神経	背側指動脈
2	二間 じかん		榮水穴		示指、第2中手指節関節橈側の遠位陥凹部、赤白肉際	第1背側骨間筋(腱)	尺骨神経	橈骨神経浅枝	背側指動脈
3	三間 さんかん		兪木穴		手背、第2中手指節関節橈側の近位陥凹部	第1背側骨間筋	尺骨神経	橈骨神経浅枝	背側指動脈
4	合谷 ごうこく	原穴		四総穴	手背、第2中手骨中点の橈側	第1背側骨間筋	尺骨神経	橈骨神経浅枝	第1背側中手動脈
5	陽渓 ようけい		経火穴		手関節後外側、手関節背側横紋橈側、橈骨茎状突起の遠位、タバコ窩(橈骨小窩)の陥凹部	長母指伸筋(腱)短母指伸筋(腱)	橈骨神経	橈骨神経浅枝	橈骨動脈
6	偏歴 へんれき	絡穴			前腕後外側、陽渓と曲池を結ぶ線上、手関節背側横紋の上方3寸	長母指外転筋	橈骨神経	外側前腕皮神経	橈骨動脈
7	温溜 おんる	郄穴			前腕後外側、陽渓と曲池を結ぶ線上、手関節背側横紋の上方5寸	長橈側手根伸筋短橈側手根伸筋	橈骨神経	外側前腕皮神経	橈骨動脈
8	下廉 げれん				前腕後外側、陽渓と曲池を結ぶ線上、肘横紋の下方4寸	長橈側手根伸筋短橈側手根伸筋	橈骨神経	外側前腕皮神経	橈骨動脈
9	上廉 じょうれん				前腕後外側、陽渓と曲池を結ぶ線上、肘横紋の下方3寸	長橈側手根伸筋短橈側手根伸筋	橈骨神経	外側前腕皮神経	橈骨動脈
10	手三里 てさんり				前腕後外側、陽渓と曲池を結ぶ線上、肘横紋の下方2寸	長橈側手根伸筋短橈側手根伸筋	橈骨神経	外側前腕皮神経	橈骨動脈
11	曲池 きょくち		合土穴		肘外側、尺沢と上腕骨外側上顆を結ぶ線上の中点	長橈側手根伸筋短橈側手根伸筋	橈骨神経	外側前腕皮神経	橈側側副動脈(上腕深動脈の枝)
12	肘髎 ちゅうりょう				肘後外側、上腕骨外側上顆の上縁、外側顆上稜の前縁	長橈側手根伸筋	橈骨神経	下外側上腕皮神経後前腕皮神経	橈側側副動脈(上腕深動脈の枝)
13	手五里 てごり				上腕外側、曲池と肩髃を結ぶ線上、肘窩横紋の上方3寸	上腕三頭筋上腕筋	橈骨神経筋皮神経	下外側上腕皮神経後前腕皮神経	上腕深動脈
14	臂臑 ひじゅ				上腕外側、三角筋前縁、曲池の上方7寸	三角筋上腕二頭筋	腋窩神経筋皮神経	上外側上腕皮神経	上腕深動脈(三角筋枝)
15	肩髃 けんぐう				肩周囲部、肩峰外縁の前端と上腕骨大結節の間の陥凹部	三角筋	腋窩神経	鎖骨上神経	胸肩峰動脈(三角筋枝)
16	巨骨 ここつ				肩周囲部、鎖骨の肩峰端と肩甲棘の間の陥凹部	僧帽筋棘上筋	副神経頚神経叢の枝肩甲上神経	鎖骨上神経	肩甲上動脈
17	天鼎 てんてい				前頚部、輪状軟骨と同じ高さ、胸鎖乳突筋の後縁	広頚筋胸鎖乳突筋前斜角筋中斜角筋	顔面神経(頚枝)副神経頚神経叢の枝頚神経前枝	鎖骨上神経	上行頚動脈鎖骨下動脈の枝
18	扶突 ふとつ				前頚部、甲状軟骨上縁と同じ高さ、胸鎖乳突筋の前縁と後縁の間	広頚筋胸鎖乳突筋前斜角筋	顔面神経(頚枝)副神経頚神経叢の枝頚神経前枝	鎖骨上神経	胸鎖乳突筋枝(外頚動脈の枝)
19	禾髎 かりょう				顔面部、人中溝中点と同じ高さ、鼻孔外縁の下方	口輪筋	顔面神経(頬筋枝・下顎縁枝)	上顎神経(三叉神経第2枝)	上唇動脈
20	迎香 げいこう				顔面部、鼻唇溝中、鼻翼外縁中点と同じ高さ	上唇鼻翼挙筋上唇挙筋小頬骨筋	顔面神経(頬骨枝)	上顎神経(三叉神経第2枝)	眼角動脈

JCOPY 498-06936

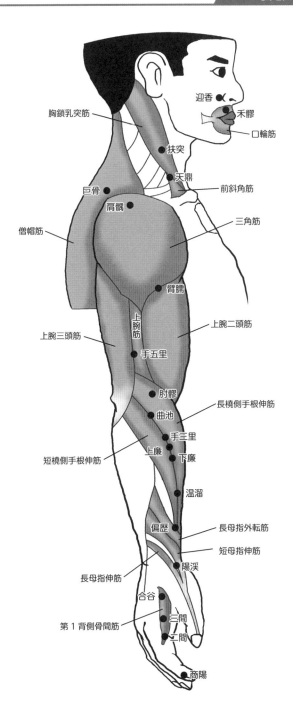

③足の陽明胃経

鼻翼外側から始まる（1）。
→　鼻根部で足の太陽膀胱経と交わる。
→　鼻の外側を下り、上歯に入り、口唇をめぐり、オトガイで交わる（2）。
→　その後、大迎で二手に分かれる（3）。一つは下顎から額中央に至る（4）。
→　もう一方は人迎、気管をめぐり、大鎖骨上窩に入り、横隔膜を貫き、胃に属し、脾を絡う（5）。
→　本経は大鎖骨上窩から胸腹部を下り、支脈と合流し大腿前外側、下腿前面を下り（6）、足の第2指外側端に終わる（7）。
　　（足背で分かれた支脈は足の第1指内側端で足の太陰脾経と繋がる）

JCOPY 498-06936

No	経穴名	五要穴	五兪穴	その他	取穴部位	筋肉等	神経 筋枝	神経 皮枝	血管
1	承泣 しょうきゅう				顔面部、眼球と眼窩下縁の間、瞳孔線上	眼輪筋	顔面神経（側頭枝・頬筋枝）	上顎神経（三叉神経第2枝）	眼窩下動脈
2	四白 しはく				顔面部、眼窩下孔部	眼輪筋	顔面神経（側頭枝・頬筋枝）	上顎神経（三叉神経第2枝）	眼窩下動脈
3	巨髎 こりょう				顔面部、瞳孔線上、鼻翼下縁と同じ高さ	小頬骨筋	顔面神経（頬筋枝）	上顎神経（三叉神経第2枝）	眼窩下動脈 顔面動脈の枝
4	地倉 ちそう				顔面部、口角の外方4分（指寸）	口輪筋	顔面神経（頬筋枝・下顎縁枝）	上顎神経（三叉神経第2枝）下顎神経（三叉神経第3枝）	顔面動脈
5	大迎 だいげい				顔面部、下顎角の前方、咬筋付着部の前方陥凹部、顔面動脈上	広頸筋 咬筋	顔面神経（頸枝）下顎神経	下顎神経（三叉神経第3枝）	**顔面動脈**
6	頬車 きょうしゃ				顔面部、下顎角の前上方1横指（中指）	咬筋	下顎神経	下顎神経（三叉神経第3枝）大耳介神経	浅側頭動脈
7	下関 げかん				顔面部、頬骨弓の下縁中点と下顎切痕の間の陥凹部	咬筋 外側翼突筋	下顎神経	下顎神経（三叉神経第3枝）	顔面横動脈
8	頭維 ずい				頭部、額角髪際の直上5分、前正中線の外方4寸5分	前頭筋	顔面神経（側頭枝）	眼神経（三叉神経第1枝）上顎神経（三叉神経第2枝）	浅側頭動脈
9	人迎 じんげい				前頸部、甲状軟骨上縁と同じ高さ、胸鎖乳突筋の前縁、総頸動脈上	広頸筋 胸鎖乳突筋	顔面神経（頸枝）副神経・頸神経叢の枝	頸横神経	**総頸動脈**
10	水突 すいとつ				前頸部、輪状軟骨と同じ高さ、胸鎖乳突筋の前縁	広頸筋 胸鎖乳突筋	顔面神経（頸枝）副神経・頸神経叢の枝	頸横神経	総頸動脈
11	気舎 きしゃ				前頸部、小鎖骨上窩で鎖骨胸骨端の上方、胸鎖乳突筋の胸骨頭と鎖骨頭の間の陥凹部	広頸筋 胸鎖乳突筋	顔面神経（頸枝）副神経・頸神経叢の枝	鎖骨上神経	総頸動脈
12	欠盆 けつぼん				前頸部、大鎖骨上窩、前正中線の外方4寸、鎖骨上方の陥凹部	広頸筋 前斜角筋 中斜角筋	顔面神経（頸枝）頸神経前枝	鎖骨上神経	鎖骨下動脈
13	気戸 きこ				前胸部、鎖骨下縁、前正中線の外方4寸	広頸筋 大胸筋 鎖骨下筋	顔面神経（頸枝）内側・外側胸筋神経鎖骨下筋神経	鎖骨上神経	腋窩動脈
14	庫房 こぼう				前胸部、第1肋間、前正中線の外方4寸	大胸筋	内側・外側胸筋神経	鎖骨上神経 肋間神経（前皮枝）	胸肩峰動脈 肋間動脈
15	屋翳 おくえい				前胸部、第2肋間、前正中線の外方4寸	大胸筋 小胸筋	内側・外側胸筋神経	肋間神経（前皮枝・外側皮枝）	胸肩峰動脈 肋間動脈
16	膺窓 ようそう				前胸部、第3肋間、前正中線の外方4寸	大胸筋 小胸筋	内側・外側胸筋神経	肋間神経（前皮枝・外側皮枝）	胸肩峰動脈 肋間動脈
17	乳中 にゅうちゅう				前胸部、乳頭中央	大胸筋 小胸筋	内側・外側胸筋神経	肋間神経（前皮枝・外側皮枝）	胸肩峰動脈 肋間動脈
18	乳根 にゅうこん				前胸部、第5肋間、前正中線の外方4寸	大胸筋	内側・外側胸筋神経	肋間神経（前皮枝・外側皮枝）	胸肩峰動脈 肋間動脈
19	不容 ふよう				上腹部、臍中央の上方6寸、前正中線の外方2寸	腹直筋	肋間神経	肋間神経（前皮枝）	上腹壁動脈 上腹壁動脈
20	承満 しょうまん				上腹部、臍中央の上方5寸、前正中線の外方2寸	腹直筋	肋間神経	肋間神経（前皮枝）	上腹壁動脈
21	梁門 りょうもん				上腹部、臍中央の上方4寸、前正中線の外方2寸	腹直筋	肋間神経	肋間神経（前皮枝）	上腹壁動脈
22	関門 かんもん				上腹部、臍中央の上方3寸、前正中線の外方2寸	腹直筋	肋間神経	肋間神経（前皮枝）	上腹壁動脈
23	太乙 たいいつ				上腹部、臍中央の上方2寸、前正中線の外方2寸	腹直筋	肋間神経	肋間神経（前皮枝）	上腹壁動脈
24	滑肉門 かつにくもん				上腹部、臍中央の上方1寸、前正中線の外方2寸	腹直筋	肋間神経	肋間神経（前皮枝）	上腹壁動脈

※太字・アンダーラインは動脈拍動部

No	経穴名	五要穴	五兪穴	その他	取穴部位	筋肉等	神経 筋枝	神経 皮枝	血管
25	天枢 てんすう	大腸の 募穴			上腹部、臍中央の外方 2 寸	腹直筋	肋間神経	肋間神経（前皮枝）	浅腹壁動脈 上腹壁動脈 下腹壁動脈
26	外陵 がいりょう				下腹部、臍中央の下方 1 寸、前正中線の外方 2 寸	腹直筋	肋間神経	肋間神経（前皮枝）	浅腹壁動脈 下腹壁動脈
27	大巨 だいこ				下腹部、臍中央の下方 2 寸、前正中線の外方 2 寸	腹直筋	肋間神経	肋間神経（前皮枝）	浅腹壁動脈 下腹壁動脈
28	水道 すいどう				下腹部、臍中央の下方 3 寸、前正中線の外方 2 寸	腹直筋	肋間神経	肋間神経（前皮枝） 腸骨下腹神経 （前皮枝）	浅腹壁動脈 下腹壁動脈
29	帰来 きらい				下腹部、臍中央の下方 4 寸、前正中線の外方 2 寸	腹直筋 外腹斜筋 内腹斜筋	肋間神経	肋間神経（前皮枝） 腸骨下腹神経 （前皮枝）	浅腹壁動脈 下腹壁動脈
30	気衝 きしょう				鼠径部、恥骨結合上縁と同じ高さで、前正中線の外方 2 寸、大腿動脈拍動部	外腹斜筋 内腹斜筋	肋間神経 腸骨下腹神経 （前皮枝） 腸骨鼠径神経	肋間神経（前皮枝） 腸骨下腹神経 （前皮枝）	浅腹壁動脈 下腹壁動脈 **大腿動脈**
31	髀関 ひかん				大腿前面、3 筋（大腿直筋と縫工筋と大腿筋膜張筋）の近位部の間の陥凹部	縫工筋 大腿直筋 大腿筋膜張筋	大腿神経 上殿神経	外側大腿皮神経	外側大腿回旋 動脈
32	伏兎 ふくと				大腿前外側、膝蓋骨底外端と上前腸骨棘を結ぶ線上、膝蓋骨底の上方 6 寸	大腿直筋 外側広筋	大腿神経	外側大腿皮神経 大腿神経（前皮枝）	外側大腿回旋 動脈
33	陰市 いんし				大腿前外側、大腿直筋腱の外側で膝蓋骨底の上方 3 寸	外側広筋	大腿神経	外側大腿皮神経 大腿神経（前皮枝）	外側大腿回旋 動脈
34	梁丘 りょうきゅう	郄穴			大腿前外側、外側広筋と大腿直筋腱外縁の間、膝蓋骨底の上方 2 寸	外側広筋	大腿神経	外側大腿皮神経 大腿神経（前皮枝）	外側大腿回旋 動脈 外側上膝動脈
35	犢鼻 とくび				膝前面、膝蓋靱帯外方の陥凹部	膝蓋靱帯		伏在神経膝蓋下枝	外側下膝動脈
36	足三里 あしさんり		合土穴	四総穴 胃の下合穴	下腿前面、犢鼻と解渓を結ぶ線上、犢鼻の下方 3 寸	前脛骨筋	深腓骨神経	外側腓腹皮神経	前脛骨動脈
37	上巨虚 じょうこきょ			大腸の下合穴	下腿前面、犢鼻と解渓を結ぶ線上、犢鼻の下方 6 寸	前脛骨筋	深腓骨神経	外側腓腹皮神経	前脛骨動脈
38	条口 じょうこう				下腿前面、犢鼻と解渓を結ぶ線上、犢鼻の下方 8 寸	前脛骨筋	深腓骨神経	外側腓腹皮神経	前脛骨動脈
39	下巨虚 げこきょ			小腸の下合穴	下腿前面、犢鼻と解渓を結ぶ線上、犢鼻の下方 9 寸	前脛骨筋	深腓骨神経	外側腓腹皮神経	前脛骨動脈
40	豊隆 ほうりゅう	絡穴			下腿前外側、前脛骨筋の外縁、外果尖の上方 8 寸	前脛骨筋 長指伸筋	深腓骨神経	外側腓腹皮神経	前脛骨動脈
41	解渓 かいけい		経火穴		足関節前面、足関節前面中央の陥凹部、長母指伸筋腱と長指伸筋腱の間	長母指伸筋 （腱） 長指伸筋（腱）	深腓骨神経	浅腓骨神経	前脛骨動脈
42	衝陽 しょうよう	原穴			足背、第 2 中足骨底部と中間楔状骨の間、足背動脈拍動部	長指伸筋（腱） 短母指伸筋 （腱）	深腓骨神経	浅腓骨神経	**足背動脈**
43	陥谷 かんこく		兪木穴		足背、第 2・第 3 中足骨間、第 2 中足指節関節の近位陥凹部	短指伸筋（腱） 第 2 背側骨間 筋	深腓骨神経 外側足底神経	浅腓骨神経	第 2 背側中足 動脈
44	内庭 ないてい		榮水穴		足背、第 2・第 3 指間、みずかきの後縁、赤白肉際	短指伸筋（腱） 第 2 背側骨間 筋（腱）	深腓骨神経 外側足底神経	浅腓骨神経	背側指動脈
45	厲兌 れいだ		井金穴		足の第 2 指、末節骨外側、爪甲角の近位外方 1 分（指寸）、爪甲外側縁の垂線と爪甲基底部の水平線の交点			浅腓骨神経	背側指動脈

※太字・アンダーラインは動脈拍動部

JCOPY 498-06936

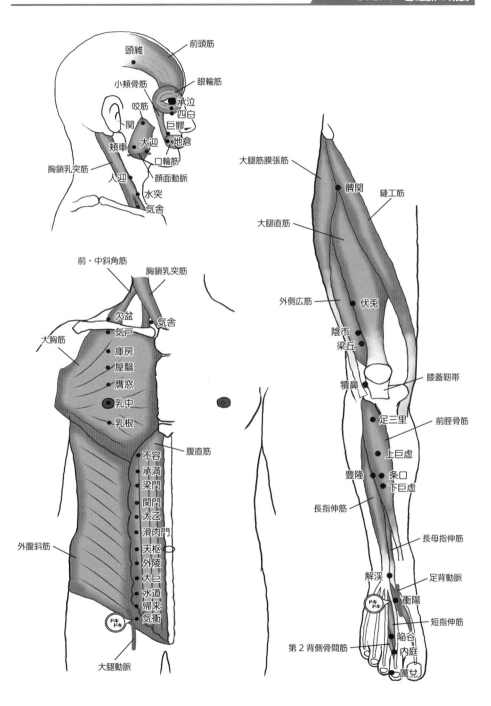

頭維　前頭筋
眼輪筋
小頬骨筋
咬筋　承泣
下関　四白
頬車　巨髎
大迎　地倉
胸鎖乳突筋　口輪筋
人迎　顔面動脈
水突
気舎

前・中斜角筋
胸鎖乳突筋
欠盆
気舎
大胸筋　気戸
庫房
屋翳
膺窓
乳中
乳根
不容　腹直筋
承満
梁門
関門
太乙
滑肉門
外腹斜筋　天枢
外陵
大巨
水道
帰来
気衝
大腿動脈

大腿筋膜張筋
髀関　縫工筋
大腿直筋
外側広筋　伏兎
陰市
梁丘
犢鼻
足三里　前脛骨筋
上巨虚
豊隆　条口
下巨虚
長指伸筋
長母指伸筋
解渓
衝陽　足背動脈
短指伸筋
陥谷
第2背側骨間筋　内庭
厲兌

④足の太陰脾経

足の第1指内側端に始まる(1)。
→　内果から下腿内側(脛骨内側縁)を上り(2)、足の厥陰肝経と交わる。
→　さらに大腿前内側を上り、腹部で任脈、胆経、肝経に交わり、脾に属し胃を絡う(3)。
→　その後横隔膜を貫き、胸部を上り外側に曲がり側胸部(大包)に至る(4)。
→　一方では中府を通り舌に向かう(5)。
→　また、上腹部からの支脈は横隔膜を貫き、心中で手の少陰心経に繋がる(6)。

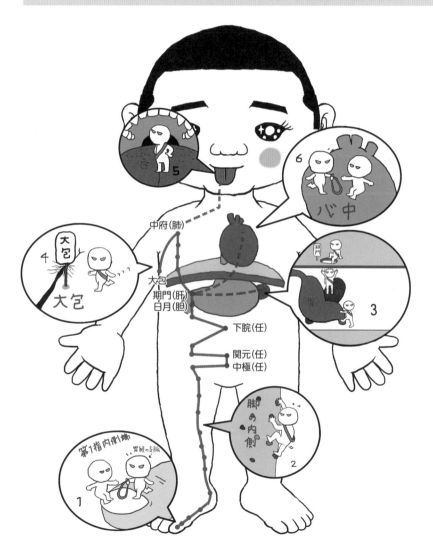

JCOPY 498-06936

No	経穴名	五要穴	五兪穴	その他	取穴部位	筋肉等	神経 筋枝	神経 皮枝	血管
1	隠白 いんぱく		井木穴		足の第1指、末節骨内側、爪甲角の近位内側1分(指寸)、爪甲内側縁の垂線と爪甲基底部の水平線の交点			浅腓骨神経	背側指動脈
2	大都 だいと		榮火穴		足の第1指、第1中足指節関節内側の遠位陥凹部、赤白肉際			浅腓骨神経	背側指動脈
3	太白 たいはく	原穴	兪土穴		足内側、第1中足指節関節内側の近位陥凹部、赤白肉際	母指外転筋(腱)	内側足底神経	浅腓骨神経	内側足底動脈浅枝
4	公孫 こうそん	絡穴		八脈交会穴	足内側、第1中足骨底内側の遠位陥凹部、赤白肉際	母指外転筋(腱) 短母指屈筋(内側頭)	内側足底神経	伏在神経	内側足根動脈
5	商丘 しょうきゅう		経金穴		足内側、内果の前下方、舟状骨粗面と内果尖の中央陥凹部			伏在神経	前内果動脈
6	三陰交 さんいんこう				下腿内側(脛側)、脛骨内縁の後際、内果尖の上方3寸	後脛骨筋 長指屈筋	脛骨神経	伏在神経	後脛骨動脈
7	漏谷 ろうこく				下腿内側(脛側)、脛骨内縁の後際、内果尖の上方6寸	後脛骨筋 長指屈筋	脛骨神経	伏在神経	後脛骨動脈
8	地機 ちき	郄穴			下腿内側(脛側)、脛骨内縁の後際、陰陵泉の下方3寸	ヒラメ筋 長指屈筋	脛骨神経	伏在神経	後脛骨動脈
9	陰陵泉 いんりょうせん		合水穴		下腿内側(脛側)、脛骨内側顆下縁と脛骨内縁が接する陥凹部	腓腹筋 半腱様筋(腱)	脛骨神経	伏在神経	内側下膝動脈 下行膝動脈 (伏在枝)
10	血海 けっかい				大腿前内側、内側広筋隆起部、膝蓋骨底内端の上方2寸	内側広筋	大腿神経	大腿神経 (前皮枝)	下行膝動脈
11	箕門 きもん				大腿内側、膝蓋骨底内端と衝門を結ぶ線上、衝門から3分の1、縫工筋と長内転筋の間、大腿動脈拍動部	縫工筋 長内転筋	大腿神経 閉鎖神経	大腿神経 (前皮枝)	**大腿動脈**
12	衝門 しょうもん				鼠径部、鼠径溝、大腿動脈拍動部の外方	腸腰筋	腰神経叢 大腿神経の枝	腸骨下腹神経 腸骨鼠径神経 陰部大腿神経	**大腿動脈**
13	府舎 ふしゃ				下腹部、臍中央の下方4寸3分、前正中線の外方4寸	外腹斜筋 内腹斜筋	肋間神経 腸骨下腹神経 腸骨鼠径神経	腸骨下腹神経	浅腹壁動脈 下腹壁動脈
14	腹結 ふっけつ				下腹部、臍中央の下方1寸3分、前正中線の外方4寸	外腹斜筋 内腹斜筋	肋間神経 腸骨下腹神経 腸骨鼠径神経	肋間神経(前皮枝・外側皮枝) 腸骨下腹神経	浅腹壁動脈 下腹壁動脈
15	大横 だいおう				上腹部、臍中央の外方4寸	外腹斜筋 内腹斜筋	肋間神経 腸骨下腹神経 腸骨鼠径神経	肋間神経(前皮枝・外側皮枝)	浅腹壁動脈 下腹壁動脈 上腹壁動脈
16	腹哀 ふくあい				上腹部、臍中央の上方3寸、前正中線の外方4寸	外腹斜筋 内腹斜筋	肋間神経 腸骨下腹神経 腸骨鼠径神経	肋間神経(前皮枝・外側皮枝)	上腹壁動脈
17	食竇 しょくとく				前胸部、第5肋間、前正中線の外方6寸	大胸筋	内側・外側胸筋神経	肋間神経(外側皮枝)	胸肩峰動脈 外側胸動脈 肋間動脈
18	天渓 てんけい				前胸部、第4肋間、前正中線の外方6寸	大胸筋	内側・外側胸筋神経	肋間神経(外側皮枝)	胸肩峰動脈 外側胸動脈 肋間動脈
19	胸郷 きょうきょう				前胸部、第3肋間、前正中線の外方6寸	大胸筋 小胸筋	内側・外側胸筋神経	肋間神経(外側皮枝)	胸肩峰動脈 外側胸動脈 肋間動脈
20	周栄 しゅうえい				前胸部、第2肋間、前正中線の外方6寸	大胸筋 小胸筋	内側・外側胸筋神経	肋間神経(外側皮枝)	胸肩峰動脈 外側胸動脈 肋間動脈
21	大包 だいほう	脾の大絡の絡穴			側胸部、第6肋間、中腋窩線上	前鋸筋 肋間筋	長胸神経 肋間神経	肋間神経(外側皮枝)	胸背動脈 肋間動脈

※太字・アンダーラインは動脈拍動部

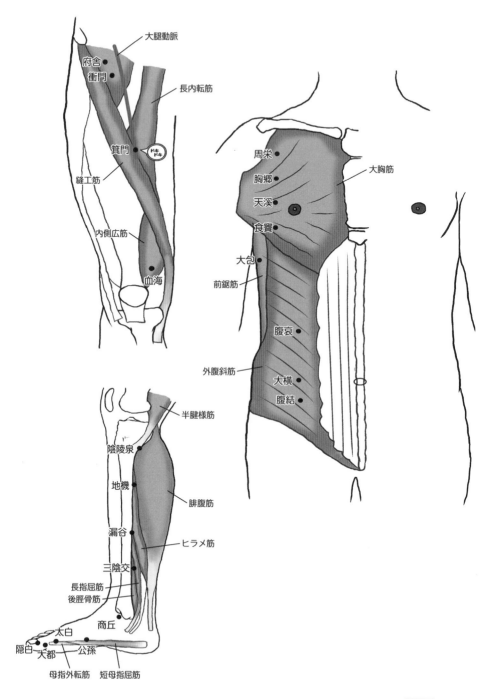

大腿動脈

府舎

衝門

長内転筋

箕門

ドキドキ

縫工筋

内側広筋

血海

周栄

胸郷

天渓

大胸筋

食竇

大包

前鋸筋

腹哀

外腹斜筋

大横

腹結

半腱様筋

陰陵泉

地機

腓腹筋

漏谷

ヒラメ筋

三陰交

長指屈筋

後脛骨筋

太白

商丘

隠白

大都

公孫

母指外転筋

短母指屈筋

⑤手の少陰心経

心中から始まる（1）。
- → 心系（心臓や大動脈）に属す。
- → 横隔膜を貫き小腸を絡う（2）。
- → 心系からの支脈は、咽頭から目に繋がる（3）。
- → 本経は心系から肺を経て腋下（極泉）から上肢前面内側を通り小指外側に至り（4）、手の太陽小腸経に繋がる（5）。

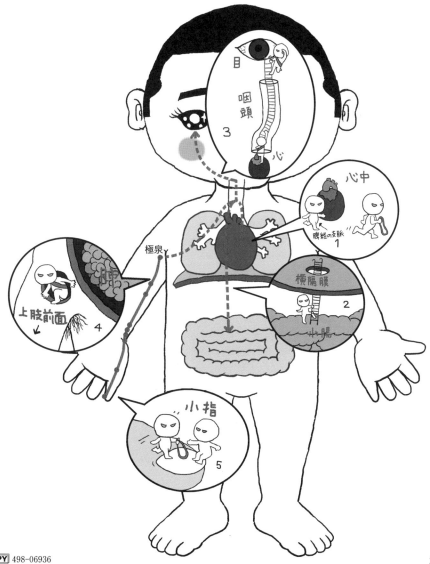

No	経穴名	五要穴	五兪穴	その他	取穴部位	筋肉等	神経		血管
							筋枝	皮枝	
1	極泉 きょくせん				腋窩、腋窩中央、腋窩動脈拍動部			肋間神経(外側皮枝)内側上腕皮神経	**腋窩動脈**
2	青霊 せいれい				上腕内側面、上腕二頭筋の内側縁、肘窩横紋の上方3寸	上腕二頭筋 上腕筋	筋皮神経	内側上腕皮神経	上腕動脈
3	少海 しょうかい		合水穴		肘前内側、上腕骨内側上顆の前縁、肘窩横紋と同じ高さ	円回内筋 橈側手根屈筋 長掌筋 尺側手根屈筋	正中神経 尺骨神経	内側前腕皮神経	尺側反回動脈 (尺骨動脈の枝) 下尺側側副動脈 (上腕動脈の枝)
4	霊道 れいどう		経金穴		前腕前内側、尺側手根屈筋腱の橈側縁、手関節掌側横紋の上方1寸5分	尺側手根屈筋(腱) 深指屈筋 浅指屈筋	尺骨神経 正中神経	内側前腕皮神経 尺骨神経(掌皮枝)	尺骨動脈
5	通里 つうり	絡穴			前腕前内側、尺側手根屈筋腱の橈側縁、手関節掌側横紋の上方1寸	尺側手根屈筋(腱) 深指屈筋 浅指屈筋	尺骨神経 正中神経	内側前腕皮神経 尺骨神経(掌皮枝)	尺骨動脈
6	陰郄 いんげき	郄穴			前腕前内側、尺側手根屈筋腱の橈側縁、手関節掌側横紋の上方5分	尺側手根屈筋(腱) 深指屈筋 浅指屈筋	尺骨神経 正中神経	内側前腕皮神経 尺骨神経(掌皮枝)	尺骨動脈
7	神門 しんもん	原穴	兪土穴		手関節前内側、尺側手根屈筋腱の橈側縁、手関節掌側横紋上	尺側手根屈筋(腱) 深指屈筋 浅指屈筋	尺骨神経 正中神経	内側前腕皮神経 尺骨神経(掌皮枝)	尺骨動脈
8	少府 しょうふ		滎火穴		手掌、第5中手指節関節の近位端と同じ高さ、第4・第5中手骨の間	虫様筋(第4) 掌側骨間筋(第3)	尺骨神経	尺骨神経 (総掌側指神経)	総掌側指動脈
9	少衝 しょうしょう		井木穴		小指、末節骨橈側、爪甲角の近位外方1分(指寸)、爪甲橈側縁の垂線と爪甲基底部の水平線との交点			尺骨神経 (背側指神経)	背側指動脈

※太字・アンダーラインは動脈拍動部

JCOPY 498-06936

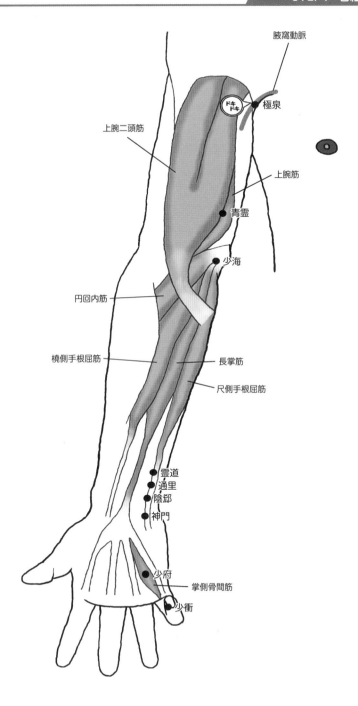

腋窩動脈

ドキ
ドキ
極泉

上腕二頭筋

上腕筋

青霊

少海

円回内筋

橈側手根屈筋

長掌筋

尺側手根屈筋

霊道
通里
陰郄
神門

少府

掌側骨間筋

少衝

⑥手の太陽小腸経

小指内側端から始まる(1)。
→　内側の手背、上肢背側を上る(2)。
→　肩甲骨をめぐり(3)、大鎖骨上窩に入り、心を絡う(4)。
→　その後、咽頭、食道をめぐり横隔膜を貫き、胃に至り、小腸に属す(5)。
→　大鎖骨上窩からの支脈は頚をめぐり、頬を上って、外眼角に至り耳に入る(6)。
→　頬からの支脈は鼻を通り、内眼角に至って足の太陽膀胱経に繋がる(7)。

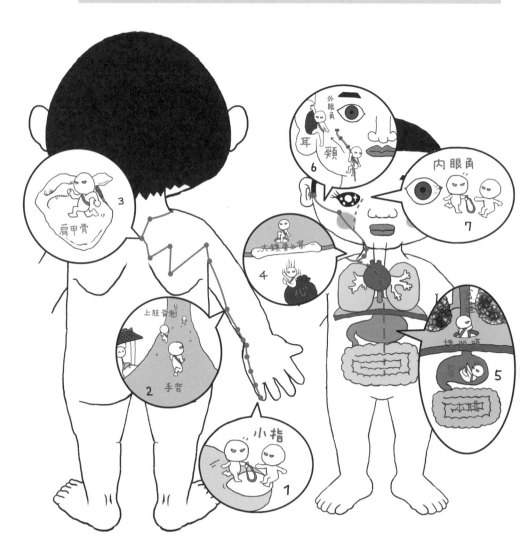

No	経穴名	五要穴	五兪穴	その他	取穴部位	筋肉等	神経 筋枝	神経 皮枝	血管
1	少沢 しょうたく		井金穴		小指、末節骨尺側、爪甲角の近位内方1分(指寸)、爪甲尺側縁の垂線と爪甲基底部の水平線との交点			尺骨神経(背側指神経)	背側指動脈
2	前谷 ぜんこく		榮水穴		小指、第5中手指節関節尺側の遠位陥凹部、赤白肉際			尺骨神経(背側指神経)	背側指動脈
3	後溪 こうけい		兪木穴	八脈交会穴	手背、第5中手指節関節尺側の近位陥凹部、赤白肉際	小指外転筋	尺骨神経	尺骨神経(背側指神経)	背側指動脈
4	腕骨 わんこつ	原穴			手関節後内側、第5中手骨底部と三角骨の間の陥凹部、赤白肉際	小指外転筋	尺骨神経	尺骨神経(背側指神経)	背側指動脈
5	陽谷 ようこく		経火穴		手関節後内側、三角骨と尺骨茎状突起の間の陥凹部	尺側手根伸筋(腱)	橈骨神経	尺骨神経(手背枝)	尺骨動脈(背側手根枝)
6	養老 ようろう	郄穴			前腕後内側、尺骨頭橈側の陥凹部、手関節背側横紋の上方1寸			内側前腕皮神経	尺骨動脈(背側手根枝)
7	支正 しせい	絡穴			前腕後内側、尺骨内縁と尺側手根屈筋の間、手関節背側横紋の上方5寸	尺側手根屈筋	尺骨神経	内側前腕皮神経	後骨間動脈の枝
8	小海 しょうかい		合土穴		肘後内側、肘頭と上腕骨内側上顆の間の陥凹部	尺側手根屈筋	尺骨神経	内側前腕皮神経	尺側反回動脈(尺骨動脈の枝)上尺側側副動脈(上腕動脈の枝)
9	肩貞 けんてい				肩周囲部、肩関節の後下方、腋窩横紋後端の上方1寸	三角筋 小円筋 上腕三頭筋(長頭) 大円筋	腋窩神経 橈骨神経 肩甲下神経	上外側上腕皮神経	後上腕回旋動脈 肩甲回旋動脈
10	臑兪 じゅゆ				肩周囲部、腋窩横紋後端の上方、肩甲棘の下方陥凹部	三角筋 棘下筋	腋窩神経 肩甲上神経	鎖骨上神経	後上腕回旋動脈 肩甲上動脈
11	天宗 てんそう				肩甲部、肩甲棘の中点と肩甲骨下角を結んだ線上、肩甲棘から3分の1にある陥凹部	棘下筋	肩甲上神経	肋間神経(外側皮枝) 胸神経後枝	肩甲回旋動脈 肩甲上動脈
12	秉風 へいふう				肩甲部、棘上窩、肩甲棘中点の上方	僧帽筋 棘上筋	副神経 頚神経叢の枝 肩甲上神経	胸神経後枝	肩甲上動脈
13	曲垣 きょくえん				肩甲部、肩甲棘内端の上方陥凹部	僧帽筋 棘上筋	副神経 頚神経叢の枝 肩甲上神経	胸神経後枝	頚横動脈 肩甲上動脈
14	肩外兪 けんがいゆ				上背部、第1胸椎棘突起下縁と同じ高さ、後正中線の外方3寸	僧帽筋 肩甲挙筋	副神経 頚神経叢の枝 肩甲背神経	胸神経後枝	頚横動脈
15	肩中兪 けんちゅうゆ				上背部、第7頚椎棘突起下縁と同じ高さ、後正中線の外方2寸	僧帽筋 肩甲挙筋	副神経 頚神経叢の枝 肩甲背神経	胸神経後枝	頚横動脈
16	天窓 てんそう				前頚部、胸鎖乳突筋の後縁、甲状軟骨上縁と同じ高さ	広頚筋 胸鎖乳突筋	顔面神経(頚枝) 副神経 頚神経叢の枝	頚横神経	浅頚動脈
17	天容 てんよう				前頚部、下顎角の後方、胸鎖乳突筋の前方陥凹部	胸鎖乳突筋 顎二腹筋後腹	副神経 頚神経叢の枝 顔面神経(顎二腹筋枝)	大耳介神経	後頭動脈
18	顴髎 けんりょう				顔面部、外眼角の直下、頬骨下方の陥凹部	小頬骨筋 大頬骨筋	顔面神経(頬骨枝)	上顎神経(三叉神経第2枝)	顔面横動脈 眼窩下動脈
19	聴宮 ちょうきゅう				顔面部、耳珠中央の前縁と下顎骨関節突起の間の陥凹部			下顎神経(三叉神経第3枝)	浅側頭動脈

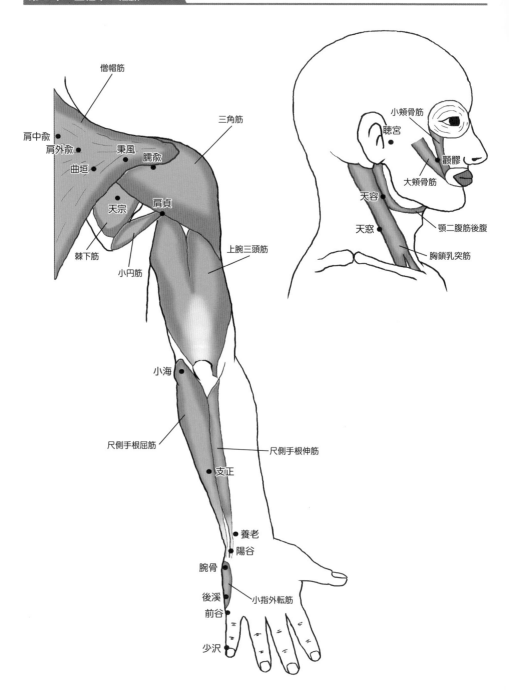

僧帽筋

三角筋

肩中兪

肩外兪

秉風

臑兪

曲垣

天宗

肩貞

棘下筋

小円筋

上腕三頭筋

小海

尺側手根屈筋

尺側手根伸筋

支正

養老

陽谷

腕骨

後溪

小指外転筋

前谷

少沢

小頬骨筋

聴宮

顴髎

大頬骨筋

天容

顎二腹筋後腹

天窓

胸鎖乳突筋

JCOPY 498-06936

⑦足の太陽膀胱経

内眼角から始まり(1)、額を上がり頭部で百会に交会する。
→ 支脈は耳の上から側頭部に広がる(2)。
→ 本経は脳に連絡し項を下る(3)。
→ その後、肩甲骨の内側、腰部では脊柱起立筋を下り、腎を絡い、膀胱に属する(4)。
→ さらに本経は腰から下り膝窩に入る(5)。
→ 後頚部からの支脈は後正中線の外側3寸を下り、膝窩(委中)で本経と合流する(6)。
→ その後、下腿後面を下り、外果後方を通って足の第5指に至り、足の少陰腎経に繋がる(7)。

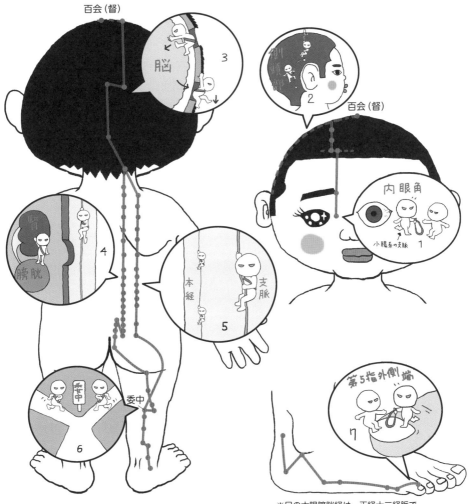

※足の太陽膀胱経は、正経十二経脈で
　唯一、横膈膜を貫かない

No	経穴名	五要穴	五兪穴	その他	取穴部位	筋肉等	神経 筋枝	神経 皮枝	血管
1	睛明 せいめい				顔面部、内眼角の内上方と眼窩内側壁の間の陥凹部	内側眼瞼靱帯 眼輪筋	顔面神経 (側頭枝・頬骨枝)	眼神経 (三叉神経第1枝)	眼角動脈
2	攢竹 さんちく				頭部、眉毛内端の陥凹部	眼輪筋 前頭筋 皺眉筋	顔面神経 (側頭枝・頬骨枝)	眼神経 (三叉神経第1枝)	滑車上動脈
3	眉衝 びしょう				頭部、前頭切痕の上方、前髪際の後方5分	前頭筋	顔面神経 (側頭枝)	眼神経 (三叉神経第1枝)	滑車上動脈 眼窩上動脈
4	曲差 きょくさ				頭部、前髪際の後方5分、前正中線の外方1寸5分	前頭筋	顔面神経 (側頭枝)	眼神経 (三叉神経第1枝)	滑車上動脈 眼窩上動脈
5	五処 ごしょ				頭部、前髪際の後方1寸、前正中線の外方1寸5分	前頭筋	顔面神経 (側頭枝)	眼神経 (三叉神経第1枝)	眼窩上動脈
6	承光 しょうこう				頭部、前髪際の後方2寸5分、前正中線の外方1寸5分	帽状腱膜		眼神経 (三叉神経第1枝)	眼窩上動脈 浅側頭動脈の枝
7	通天 つうてん				頭部、前髪際の後方4寸、前正中線の外方1寸5分	帽状腱膜		眼神経 (三叉神経第1枝)	眼窩上動脈 浅側頭動脈の枝
8	絡却 らっきゃく				頭部、前髪際の後方5寸5分、後正中線の外方1寸5分	帽状腱膜		大後頭神経	後頭動脈 浅側頭動脈の枝
9	玉枕 ぎょくちん				頭部、外後頭隆起上縁と同じ高さ、後正中線の外方1寸3分	後頭筋	顔面神経 (後頭枝)	大後頭神経	後頭動脈
10	天柱 てんちゅう				後頸部、第2頸椎棘突起上縁と同じ高さ、僧帽筋外縁の陥凹部	僧帽筋 頭板状筋 頭半棘筋	副神経 頸神経叢の枝 脊髄神経後枝	大後頭神経	後頭動脈
11	大杼 だいじょ			八会穴の骨会	上背部、第1胸椎棘突起下縁と同じ高さ、後正中線の外方1寸5分	僧帽筋 菱形筋 脊柱起立筋	副神経 頸神経叢の枝 肩甲背神経 脊髄神経後枝	胸神経後枝	頸横動脈の枝 肋間動脈背枝
12	風門 ふうもん				上背部、第2胸椎棘突起下縁と同じ高さ、後正中線の外方1寸5分	僧帽筋 菱形筋 脊柱起立筋	副神経 頸神経叢の枝 肩甲背神経 脊髄神経後枝	胸神経後枝	頸横動脈の枝 肋間動脈背枝
13	肺兪 はいゆ	肺の背部兪穴			上背部、第3胸椎棘突起下縁と同じ高さ、後正中線の外方1寸5分	僧帽筋 菱形筋 脊柱起立筋	副神経 頸神経叢の枝 肩甲背神経 脊髄神経後枝	胸神経後枝	頸横動脈の枝 肋間動脈背枝
14	厥陰兪 けついんゆ	心包の背部兪穴			上背部、第4胸椎棘突起下縁と同じ高さ、後正中線の外方1寸5分	僧帽筋 菱形筋 脊柱起立筋	副神経 頸神経叢の枝 肩甲背神経 脊髄神経後枝	胸神経後枝	頸横動脈の枝 肋間動脈背枝
15	心兪 しんゆ	心の背部兪穴			上背部、第5胸椎棘突起下縁と同じ高さ、後正中線の外方1寸5分	僧帽筋 菱形筋 脊柱起立筋	副神経 頸神経叢の枝 肩甲背神経 脊髄神経後枝	胸神経後枝	頸横動脈の枝 肋間動脈背枝
16	督兪 とくゆ				上背部、第6胸椎棘突起下縁と同じ高さ、後正中線の外方1寸5分	僧帽筋 菱形筋 脊柱起立筋	副神経 頸神経叢の枝 脊髄神経後枝	胸神経後枝	頸横動脈の枝 肋間動脈背枝
17	膈兪 かくゆ			八会穴の血会	上背部、第7胸椎棘突起下縁と同じ高さ、後正中線の外方1寸5分	僧帽筋 脊柱起立筋	副神経 頸神経叢の枝 脊髄神経後枝	胸神経後枝	肋間動脈背枝
18	肝兪 かんゆ	肝の背部兪穴			上背部、第9胸椎棘突起下縁と同じ高さ、後正中線の外方1寸5分	僧帽筋 広背筋 脊柱起立筋	副神経 頸神経叢の枝 胸背神経後枝	胸神経後枝	肋間動脈背枝
19	胆兪 たんゆ	胆の背部兪穴			上背部、第10胸椎棘突起下縁と同じ高さ、後正中線の外方1寸5分	腰背腱膜 広背筋	胸背神経 脊髄神経後枝	胸神経後枝	肋間動脈背枝
20	脾兪 ひゆ	脾の背部兪穴			上背部、第11胸椎棘突起下縁と同じ高さ、後正中線の外方1寸5分	腰背腱膜 広背筋	胸背神経 脊髄神経後枝	胸神経後枝	肋間動脈背枝
21	胃兪 いゆ	胃の背部兪穴			上背部、第12胸椎棘突起下縁と同じ高さ、後正中線の外方1寸5分	腰背腱膜 広背筋 脊柱起立筋	胸背神経 脊髄神経後枝	胸神経後枝	肋間動脈背枝
22	三焦兪 さんしょうゆ	三焦の背部兪穴			腰部、第1腰椎棘突起下縁と同じ高さ、後正中線の外方1寸5分	腰背腱膜 脊柱起立筋	脊髄神経後枝	腰神経後枝	腰動脈背枝

JCOPY 498-06936

No	経穴名	五要穴	五兪穴	その他	取穴部位	筋肉等	神経（筋枝）	神経（皮枝）	血管
23	腎兪	腎の背部兪穴			腰部、第2腰椎棘突起下縁と同じ高さ、後正中線の外方1寸5分	腰背腱膜脊柱起立筋	脊髄神経後枝	腰神経後枝	腰動脈背枝
24	気海兪				腰部、第3腰椎棘突起下縁と同じ高さ、後正中線の外方1寸5分	腰背腱膜脊柱起立筋	脊髄神経後枝	腰神経後枝	腰動脈背枝
25	大腸兪	大腸の背部兪穴			腰部、第4腰椎棘突起下縁と同じ高さ、後正中線の外方1寸5分	腰背腱膜脊柱起立筋	脊髄神経後枝	腰神経後枝	腰動脈背枝
26	関元兪				腰部、第5腰椎棘突起下縁と同じ高さ、後正中線の外方1寸5分	腰背腱膜仙棘筋	脊髄神経後枝	腰神経後枝	腰動脈背枝
27	小腸兪	小腸の背部兪穴			仙骨部、第1後仙骨孔と同じ高さ、正中仙骨稜の外方1寸5分	腰背腱膜仙棘筋	脊髄神経後枝	中殿皮神経	外側仙骨動脈
28	膀胱兪	膀胱の背部兪穴			仙骨部、第2後仙骨孔と同じ高さ、正中仙骨稜の外方1寸5分	腰背腱膜大殿筋仙棘筋	下殿神経脊髄神経後枝	中殿皮神経	外側仙骨動脈
29	中膂兪				仙骨部、第3後仙骨孔と同じ高さ、正中仙骨稜の外方1寸5分	大殿筋	下殿神経	中殿皮神経	外側仙骨動脈
30	白環兪				仙骨部、第4後仙骨孔と同じ高さ、正中仙骨稜の外方1寸5分	大殿筋	下殿神経	中殿皮神経	外側仙骨動脈
31	上髎				仙骨部、第1後仙骨孔	腰背腱膜仙棘筋	脊髄神経後枝	中殿皮神経	外側仙骨動脈
32	次髎				仙骨部、第2後仙骨孔	腰背腱膜仙棘筋	脊髄神経後枝	中殿皮神経	外側仙骨動脈
33	中髎				仙骨部、第3後仙骨孔	腰背腱膜仙棘筋	脊髄神経後枝	中殿皮神経	外側仙骨動脈
34	下髎				仙骨部、第4後仙骨孔	腰背腱膜仙棘筋	脊髄神経後枝	中殿皮神経	外側仙骨動脈
35	会陽				殿部、尾骨下端外方5分	大殿筋	下殿神経	会陰神経（陰部神経の枝）	下直腸動脈
36	承扶				殿部、殿溝の中点	大殿筋大腿二頭筋長頭	下殿神経脛骨神経	後大腿皮神経	下殿動脈
37	殷門				大腿部後面、大腿二頭筋と半腱様筋の間、殿溝の下方6寸	半腱様筋大腿二頭筋長頭	脛骨神経	後大腿皮神経	貫通動脈
38	浮郄				膝後面、大腿二頭筋腱の内縁、膝窩横紋の上方1寸	大腿二頭筋長頭大腿二頭筋短頭	脛骨神経総腓骨神経	後大腿皮神経	貫通動脈
39	委陽			三焦の下合穴	膝後外側、大腿二頭筋腱の内縁、膝窩横紋上	大腿二頭筋長頭大腿二頭筋短頭腓腹筋（外側頭）	脛骨神経総腓骨神経	後大腿皮神経	外側上膝動脈
40	委中		四総穴合土穴	膀胱の下合穴	膝後面、膝窩横紋の中点			後大腿皮神経	**膝窩動脈**
41	附分				上背部、第2胸椎棘突起下縁と同じ高さ、後正中線の外方3寸	僧帽筋菱形筋腸肋筋（腱）	副神経頚神経叢の枝肩甲背神経	胸神経後枝	頚横動脈
42	魄戸				上背部、第3胸椎棘突起下縁と同じ高さ、後正中線の外方3寸	僧帽筋菱形筋腸肋筋（腱）	副神経頚神経叢の枝肩甲背神経脊髄神経後枝	胸神経後枝	頚横動脈
43	膏肓				上背部、第4胸椎棘突起下縁と同じ高さ、後正中線の外方3寸	僧帽筋菱形筋腸肋筋（腱）	副神経頚神経叢の枝肩甲背神経脊髄神経後枝	胸神経後枝	頚横動脈
44	神堂				上背部、第5胸椎棘突起下縁と同じ高さ、後正中線の外方3寸	僧帽筋菱形筋腸肋筋（腱）	副神経頚神経叢の枝肩甲背神経脊髄神経後枝	胸神経後枝	頚横動脈
45	譩譆				上背部、第6胸椎棘突起下縁と同じ高さ、後正中線の外方3寸	菱形筋腸肋筋（腱）	肩甲背神経脊髄神経後枝	胸神経後枝	頚横動脈深枝

※太字・アンダーラインは動脈拍動部

No	経穴名	五要穴	五兪穴	その他	取穴部位	筋肉等	神経 筋枝	神経 皮枝	血管
46	膈関 かくかん				上背部、第 7 胸椎棘突起下縁と同じ高さ、後正中線の外方 3 寸	広背筋 腸肋筋(腱)	胸背神経 脊髄神経後枝	胸神経後枝	肋間動脈背枝
47	魂門 こんもん				上背部、第 9 胸椎棘突起下縁と同じ高さ、後正中線の外方 3 寸	広背筋 腸肋筋(腱)	胸背神経 脊髄神経後枝	胸神経後枝	肋間動脈背枝
48	陽綱 ようこう				上背部、第 10 胸椎棘突起下縁と同じ高さ、後正中線の外方 3 寸	広背筋 腸肋筋(腱)	胸背神経 脊髄神経後枝	胸神経後枝	肋間動脈背枝
49	意舎 いしゃ				上背部、第 11 胸椎棘突起下縁と同じ高さ、後正中線の外方 3 寸	広背筋 腸肋筋(腱)	胸背神経 脊髄神経後枝	胸神経後枝	肋間動脈背枝
50	胃倉 いそう				上背部、第 12 胸椎棘突起下縁と同じ高さ、後正中線の外方 3 寸	広背筋 腸肋筋(腱)	胸背神経 脊髄神経後枝	胸神経後枝	肋間動脈背枝
51	肓門 こうもん				腰部、第 1 腰椎棘突起下縁と同じ高さ、後正中線の外方 3 寸	広背筋 脊柱起立筋	胸背神経 脊髄神経後枝	腰神経後枝	腰動脈背枝
52	志室 ししつ				腰部、第 2 腰椎棘突起下縁と同じ高さ、後正中線の外方 3 寸	広背筋 脊柱起立筋	胸背神経 脊髄神経後枝	腰神経後枝	腰動脈背枝
53	胞肓 ほうこう				殿部、第 2 後仙骨孔と同じ高さ、正中仙骨稜の外方 3 寸	大殿筋 中殿筋	下殿神経 上殿神経	中殿皮神経 上殿皮神経	上殿動脈 下殿動脈
54	秩辺 ちつぺん				殿部、第 4 後仙骨孔と同じ高さ、正中仙骨稜の外方 3 寸	大殿筋 中殿筋	下殿神経 上殿神経	中殿皮神経 上殿皮神経	上殿動脈 下殿動脈
55	合陽 ごうよう				下腿後面、腓腹筋外側頭と内側頭の間、膝窩横紋の下方 2 寸	腓腹筋	脛骨神経	内側腓腹皮神経	後脛骨動脈
56	承筋 しょうきん				下腿後面、腓腹筋の両筋腹の間、膝窩横紋の下方 5 寸	腓腹筋	脛骨神経	内側腓腹皮神経	後脛骨動脈
57	承山 しょうざん				下腿後面、腓腹筋筋腹とアキレス腱の移行部	腓腹筋 アキレス腱	脛骨神経	内側腓腹皮神経	後脛骨動脈
58	飛揚 ひよう	絡穴			下腿後外側、腓腹筋外側頭下縁とアキレス腱の間、崑崙の上方 7 寸	腓腹筋 ヒラメ筋 アキレス腱	脛骨神経	外側腓腹皮神経	腓骨動脈
59	跗陽 ふよう	陽蹻脈の郄穴			下腿後外側、腓骨とアキレス腱の間、崑崙の上方 3 寸	短腓骨筋 ヒラメ筋 アキレス腱	浅腓骨神経 脛骨神経	腓腹神経	腓骨動脈
60	崑崙 こんろん		経火穴		足関節後外側、外果尖とアキレス腱の間の陥凹部	アキレス腱		腓腹神経	腓骨動脈
61	僕参 ぼくしん				足外側、崑崙の下方、踵骨外側、赤白肉際			外側踵骨枝 (腓腹神経の枝)	踵骨枝 (腓骨動脈の枝)
62	申脈 しんみゃく			八脈交会穴	足外側、外果尖の直下、外果下縁と踵骨の間の陥凹部	長腓骨筋(腱) 短腓骨筋(腱)	浅腓骨神経	外側足背皮神経	外果動脈網 (腓骨動脈の枝)
63	金門 きんもん	郄穴			足背、外果前縁の遠位、第 5 中足骨粗面の後方、立方骨下方の陥凹部	長腓骨筋(腱) 短腓骨筋(腱)	浅腓骨神経	外側足背皮神経	外果動脈網 (外側足根動脈の枝)
64	京骨 けいこつ	原穴			足外側、第 5 中足骨粗面の遠位、赤白肉際	小指外転筋	外側足底神経	外側足背皮神経	外側足根動脈の枝
65	束骨 そっこつ		兪木穴		足外側、第 5 中足指節関節外側の近位陥凹部、赤白肉際	小指外転筋	外側足底神経 (脛骨神経)	外側足背皮神経 (腓腹神経の枝)	背側指動脈
66	足通谷 あしつうこく		榮水穴		足の第 5 指、第 5 中足指節関節外側の遠位陥凹部、赤白肉際			外側足背皮神経 (腓腹神経の枝)	背側指動脈
67	至陰 しいん		井金穴		足の第 5 指、末節骨外側、爪甲角の近位外方 1 分(指寸)、爪甲外側縁の垂線と爪甲基底部の水平線の交点			外側足背皮神経 (腓腹神経の枝)	背側指動脈

JCOPY 498-06936

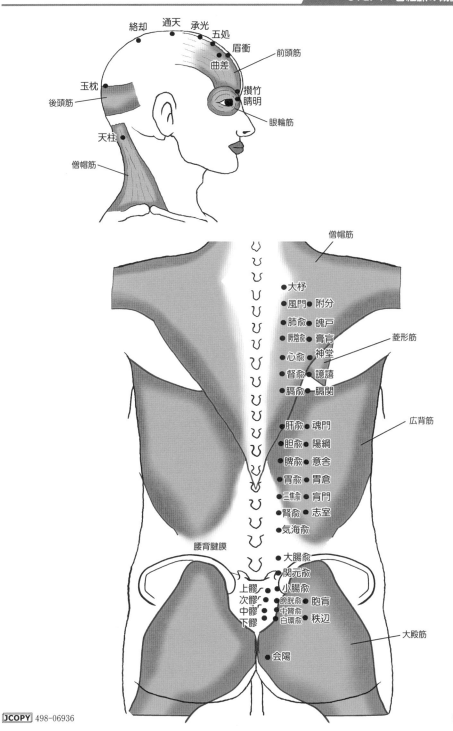

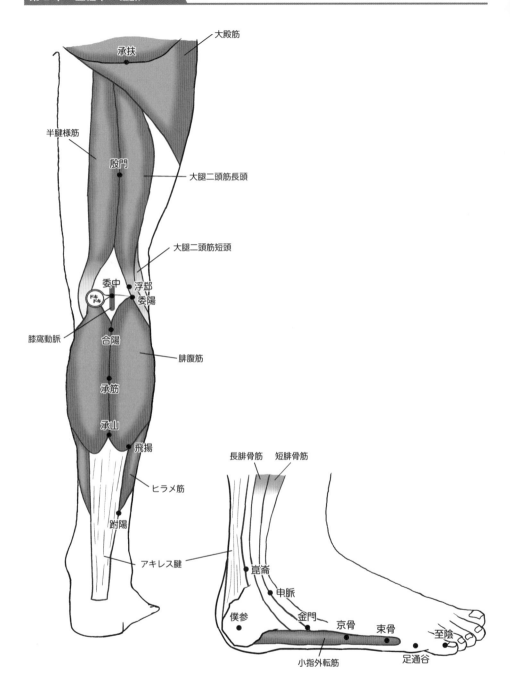

JCOPY 498-06936

⑧足の少陰腎経

足の第5指の下に始まり(1)、足底(湧泉)を通る。
→　内果、下腿内側に至り、三陰交(脾)に会し(2)、会陰部に上がる。
→　その後、会陰から長強(督)に交会し、上行し脊柱を貫く(3)。
→　そして腎に属し、任脈に交会し、膀胱を絡う(4)。
→　上行するものは肝と横隔膜を貫き、肺中に入り(5)、舌根部に終わる(6)。
→　肺からの支脈は心に連なり、胸中で手の厥陰心包経に繋がる(7)。
→　外行するものは腹部、胸部を上り、鎖骨下縁に至る(8)。

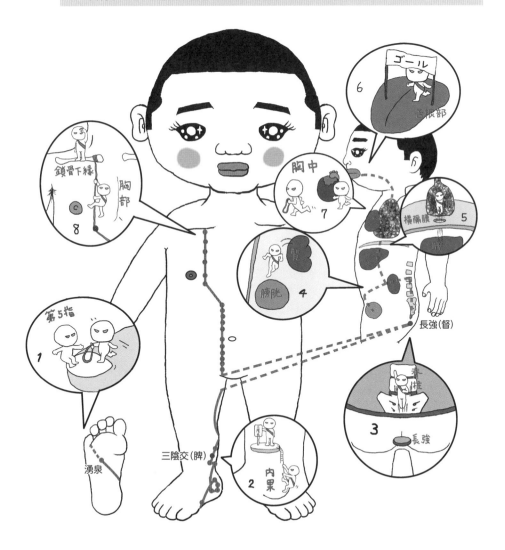

No	経穴名	五要穴	五兪穴	その他	取穴部位	筋肉等	神経 筋枝	神経 皮枝	血管
1	湧泉 ゆうせん		井木穴		足底、足指屈曲時、足底の最陥凹部	足底腱膜 短指屈筋	内側足底神経	内側足底神経	底側中足動脈
2	然谷 ねんこく		榮火穴		足内側、舟状骨粗面の下方、赤白肉際	後脛骨筋(腱) 母指外転筋	脛骨神経 内側足底神経	内側足底神経	内側足底動脈
3	太溪 たいけい	原穴	兪土穴		足関節後内側、内果尖とアキレス腱の間の陥凹部	長指屈筋(腱) アキレス腱	脛骨神経	伏在神経	**後脛骨動脈**
4	大鍾 だいしょう	絡穴			足内側、内果後下方、踵骨上方、アキレス腱付着部内側前方の陥凹部	アキレス腱		伏在神経	後脛骨動脈
5	水泉 すいせん	郄穴			足内側、太溪の下方1寸、踵骨隆起前方の陥凹部			伏在神経 内側踵骨枝 (脛骨神経の枝)	踵骨枝 (後脛骨動脈の枝)
6	照海 しょうかい			八脈交会穴	足内側、内果尖の下方1寸、内果下方の陥凹部	後脛骨筋(腱) 長指屈筋(腱)	脛骨神経	伏在神経	後脛骨動脈
7	復溜 ふくりゅう		経金穴		下腿後内側、アキレス腱の前縁、内果尖の上方2寸	長母指屈筋 長指屈筋 ヒラメ筋 アキレス腱	脛骨神経	伏在神経	後脛骨動脈
8	交信 こうしん	陰蹻脈の郄穴			下腿内側、脛骨内縁の後方の陥凹部、内果尖の上方2寸	後脛骨筋 長指屈筋	脛骨神経	伏在神経	後脛骨動脈
9	築賓 ちくひん	陰維脈の郄穴			下腿後内側、ヒラメ筋とアキレス腱の間、内果尖の上方5寸	ヒラメ筋 アキレス腱	脛骨神経	伏在神経	後脛骨動脈
10	陰谷 いんこく		合水穴		膝後内側、半腱様筋腱の外縁、膝窩横紋上	半腱様筋(腱) 腓腹筋(内側頭)	脛骨神経	伏在神経	内側下膝動脈
11	横骨 おうこつ				下腹部、臍中央の下方5寸、前正中線の外方5分	錐体筋 腹直筋	肋下神経 肋間神経	腸骨下腹神経 (前皮枝) 腸骨鼠径神経	浅腹壁動脈 下腹壁動脈
12	大赫 だいかく				下腹部、臍中央の下方4寸、前正中線の外方5分	腹直筋	肋間神経	腸骨下腹神経 (前皮枝)	浅腹壁動脈 下腹壁動脈
13	気穴 きけつ				下腹部、臍中央の下方3寸、前正中線の外方5分	腹直筋	肋間神経	肋間神経 (前皮枝) 腸骨下腹神経 (前皮枝)	浅腹壁動脈 下腹壁動脈
14	四満 しまん				下腹部、臍中央の下方2寸、前正中線の外方5分	腹直筋	肋間神経	肋間神経 (前皮枝)	浅腹壁動脈 下腹壁動脈
15	中注 ちゅうちゅう				下腹部、臍中央の下方1寸、前正中線の外方5分	腹直筋	肋間神経	肋間神経 (前皮枝)	浅腹壁動脈 下腹壁動脈
16	肓兪 こうゆ				上腹部、臍中央の外方5分	腹直筋	肋間神経	肋間神経 (前皮枝)	浅腹壁動脈 下腹壁動脈 上腹壁動脈
17	商曲 しょうきょく				上腹部、臍中央の上方2寸、前正中線の外方5分	腹直筋	肋間神経	肋間神経 (前皮枝)	肋間動脈 上腹壁動脈
18	石関 せきかん				上腹部、臍中央の上方3寸、前正中線の外方5分	腹直筋	肋間神経	肋間神経 (前皮枝)	肋間動脈 上腹壁動脈
19	陰都 いんと				上腹部、臍中央の上方4寸、前正中線の外方5分	腹直筋	肋間神経	肋間神経 (前皮枝)	肋間動脈 上腹壁動脈
20	腹通谷 はらつうこく				上腹部、臍中央の上方5寸、前正中線の外方5分	腹直筋	肋間神経	肋間神経 (前皮枝)	肋間動脈 上腹壁動脈
21	幽門 ゆうもん				上腹部、臍中央の上方6寸、前正中線の外方5分	腹直筋	肋間神経	肋間神経 (前皮枝)	肋間動脈 上腹壁動脈
22	歩廊 ほろう				前胸部、第5肋間、前正中線の外方2寸	大胸筋 肋間筋	内側・外側胸筋神経 肋間神経	肋間神経 (前皮枝)	胸肩峰動脈 内胸動脈
23	神封 しんぽう				前胸部、第4肋間、前正中線の外方2寸	大胸筋 肋間筋	内側・外側胸筋神経 肋間神経	肋間神経 (前皮枝)	胸肩峰動脈 内胸動脈
24	霊墟 れいきょ				前胸部、第3肋間、前正中線の外方2寸	大胸筋 肋間筋	内側・外側胸筋神経 肋間神経	肋間神経 (前皮枝)	胸肩峰動脈 内胸動脈
25	神蔵 しんぞう				前胸部、第2肋間、前正中線の外方2寸	大胸筋 肋間筋	内側・外側胸筋神経 肋間神経	肋間神経 (前皮枝)	胸肩峰動脈 内胸動脈
26	彧中 いくちゅう				前胸部、第1肋間、前正中線の外方2寸	広頚筋 大胸筋 肋間筋	顔面神経(頚枝) 内側・外側胸筋神経 肋間神経	鎖骨上神経 肋間神経 (前皮枝)	胸肩峰動脈 内胸動脈
27	兪府 ゆふ				前胸部、鎖骨下縁、前正中線の外方2寸	広頚筋 大胸筋 鎖骨下筋	顔面神経(頚枝) 内側・外側胸筋神経 鎖骨下筋神経	鎖骨上神経	胸肩峰動脈 内胸動脈

※太字・アンダーラインは動脈拍動部

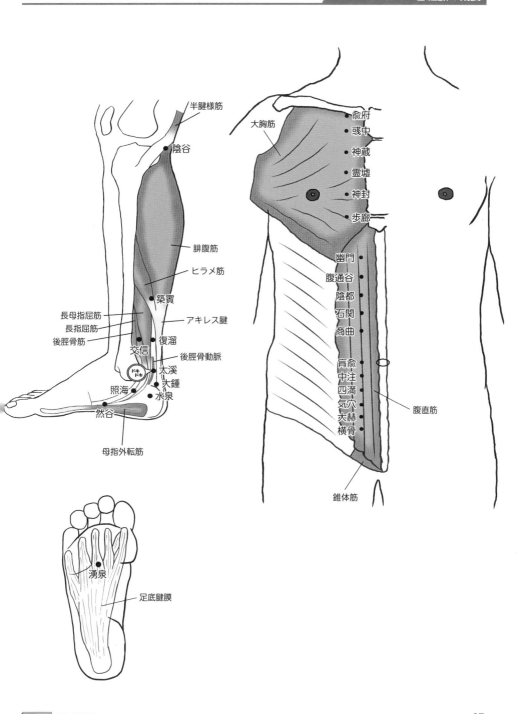

半腱様筋

陰谷

大胸筋

腓腹筋

ヒラメ筋

築賓

長母指屈筋

長指屈筋

後脛骨筋

アキレス腱

復溜

交信

後脛骨動脈

太溪

大鍾

照海

水泉

然谷

母指外転筋

兪府
彧中
神蔵
霊墟
神封
歩廊

幽門
腹通谷
陰都
石関
商曲

肓兪
中注
四満
気穴
大赫
横骨

腹直筋

錐体筋

湧泉

足底腱膜

⑨手の厥陰心包経

胸中に始まり(1)、心包に属す。
→　その後、横隔膜を貫き三焦(上焦・中焦・下焦)を絡う(2)。
→　支脈は胸をめぐり腋窩に至る(3)。
→　そして、上腕前面、肘窩、前腕前面、手掌を通って(4)中指先端の中央に終わる(5)。
→　手掌からの支脈は薬指内側端で手の少陽三焦経に繋がる(6)。

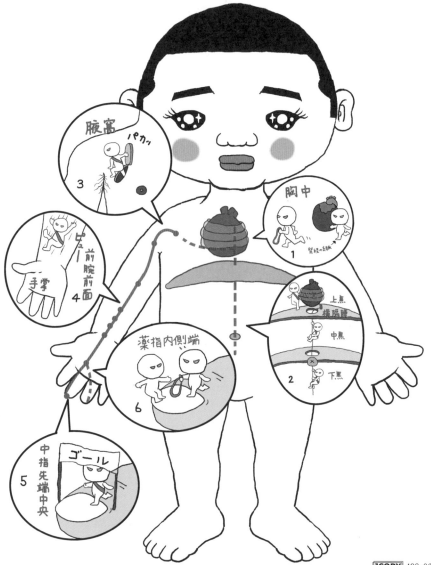

JCOPY 498-06936

No	経穴名	五要穴	五兪穴	その他	取穴部位	筋肉等	神経		血管
							筋枝	皮枝	
1	天池 てんち				前胸部、第4肋間、前正中線の外方5寸	大胸筋 小胸筋 肋間筋	内側・外側胸筋神経肋間神経	肋間神経（外側皮枝）	胸肩峰動脈外側胸動脈肋間動脈
2	天泉 てんせん				上腕前面、上腕二頭筋長頭と短頭の間、腋窩横紋前端の下方2寸	上腕二頭筋	筋皮神経	内側・外側上腕皮神経	上腕動脈
3	曲沢 きょくたく		合水穴		肘前面、肘窩横紋上、上腕二頭筋腱内方の陥凹部	上腕二頭筋（腱）上腕筋	筋皮神経	内側前腕皮神経	**上腕動脈**
4	郄門 げきもん	郄穴			前腕前面、長掌筋腱と橈側手根屈筋腱の間、手関節掌側横紋の上方5寸	橈側手根屈筋（腱）長掌筋（腱）浅指屈筋	正中神経	内側・外側前腕皮神経	前骨間動脈
5	間使 かんし		経金穴		前腕前面、長掌筋腱と橈側手根屈筋腱の間、手関節掌側横紋の上方3寸	橈側手根屈筋（腱）長掌筋（腱）浅指屈筋	正中神経	内側・外側前腕皮神経	前骨間動脈
6	内関 ないかん	絡穴		八脈交会穴	前腕前面、長掌筋腱と橈側手根屈筋腱の間、手関節掌側横紋の上方2寸	橈側手根屈筋（腱）長掌筋（腱）浅指屈筋	正中神経	内側・外側前腕皮神経	前骨間動脈
7	大陵 だいりょう	原穴	兪土穴		手関節前面、長掌筋腱と橈側手根屈筋腱の間、手関節掌側横紋上	橈側手根屈筋（腱）長掌筋（腱）浅指屈筋（腱）	正中神経	内側・外側前腕皮神経	掌側手根動脈網
8	労宮 ろうきゅう		榮火穴		手掌、第2・第3中手骨間、中手指節関節の近位陥凹部	浅指屈筋（腱）虫様筋（第2）	正中神経	正中神経（総掌側指神経）	総掌側指動脈
9	中衝 ちゅうしょう		井木穴		中指、中指先端中央			正中神経（固有掌側指神経）	背側指動脈

※太字・アンダーラインは動脈拍動部

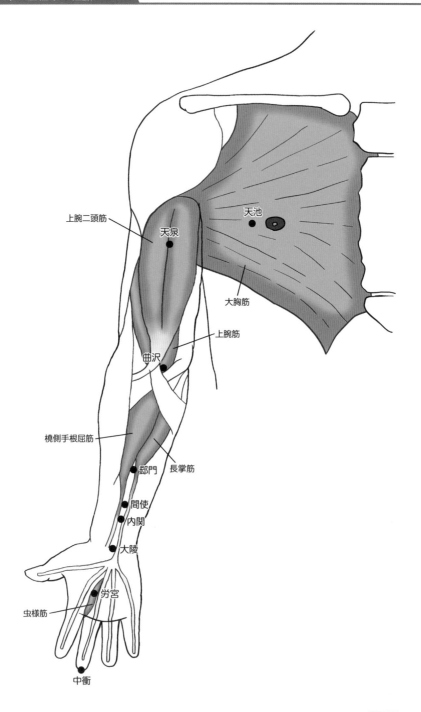

上腕二頭筋

天泉

天池

大胸筋

上腕筋

曲沢

橈側手根屈筋

長掌筋

郄門

間使

内関

大陵

労宮

虫様筋

中衝

⑩手の少陽三焦経

薬指内側端に始まる(1)。
→ 手背、前腕後面、上腕後面を上る(2)。
→ 肩部で胆経と交わり、大鎖骨窩に入る(3)。
→ 胸中から心包を絡い、横隔膜を貫き三焦に属する(4)。
→ 胸中からの支脈は、上鎖骨窩から耳の後ろ、上部を通り目の下方に至る(5)。
→ 耳の後ろからの支脈は耳に入り、再び出て外眼角で足の少陽胆経に繋がる(6)。

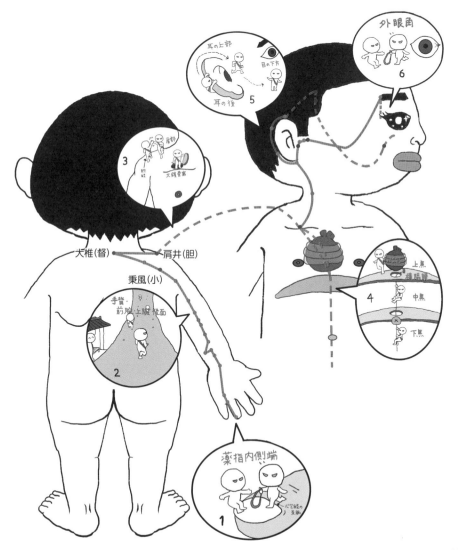

No	経穴名	五要穴	五兪穴	その他	取穴部位	筋肉等	神経 筋枝	神経 皮枝	血管
1	関衝 (かんしょう)		井金穴		薬指、末節骨尺側、爪甲角から近位内方1分(指寸)、爪甲尺側縁の垂線と爪甲基底部の水平線との交点			尺骨神経 (背側指神経)	背側指動脈
2	液門 (えきもん)		榮水穴		手背、薬指と小指の間、みずかきの近位陥凹部、赤白肉際	第4背側骨間筋	尺骨神経	尺骨神経 (背側指神経)	背側指動脈
3	中渚 (ちゅうしょ)		兪木穴		手背、第4・第5中手骨間、第4手指節間関節の近位陥凹部	第4背側骨間筋	尺骨神経	尺骨神経 (背側指神経)	背側指動脈
4	陽池 (ようち)	原穴			手関節後面、総指伸筋腱の尺側陥凹部、手関節背側横紋上	総指伸筋(腱)	橈骨神経	後前腕皮神経 橈骨神経浅枝	背側手根動脈網
5	外関 (がいかん)	絡穴		八脈交 会穴	前腕後面、橈骨と尺骨の骨間の中点、手関節背側横紋の上方3寸	総指伸筋(腱) 小指伸筋(腱)	橈骨神経	後前腕皮神経	後骨間動脈
6	支溝 (しこう)		経火穴		前腕後面、橈骨と尺骨の骨間の中点、手関節背側横紋の上方3寸	総指伸筋(腱) 小指伸筋(腱)	橈骨神経	後前腕皮神経	後骨間動脈
7	会宗 (えそう)	郄穴			前腕後面、尺骨の橈側縁、手関節背側横紋の上方3寸	小指伸筋(腱) 尺側手根伸筋(腱)	橈骨神経	後前腕皮神経	後骨間動脈
8	三陽絡 (さんようらく)				前腕後面、橈骨と尺骨の骨間の中点、手関節背側横紋の上方4寸	総指伸筋(腱) 小指伸筋(腱)	橈骨神経	後前腕皮神経	後骨間動脈
9	四瀆 (しとく)				前腕後面、橈骨と尺骨の骨間の中点、肘頭の下方5寸	総指伸筋(腱) 小指伸筋(腱)	橈骨神経	後前腕皮神経	後骨間動脈
10	天井 (てんせい)	合土穴			肘後面、肘頭の上方1寸、陥凹部	上腕三頭筋の共通腱	橈骨神経	後上腕皮神経	中側副動脈 (上腕深動脈の枝)
11	清冷淵 (せいれいえん)				上腕後面、肘頭と肩峰角を結ぶ線上、肘頭の上方2寸	上腕三頭筋の共通腱	橈骨神経	後上腕皮神経	中側副動脈 (上腕深動脈の枝)
12	消濼 (しょうれき)				上腕後面、肘頭と肩峰角を結ぶ線上、肘頭の上方5寸	上腕三頭筋	橈骨神経	後上腕皮神経	中側副動脈 (上腕深動脈の枝)
13	臑会 (じゅえ)				上腕後面、三角筋の後下縁、肩峰角の下方3寸	三角筋 上腕三頭筋	腋窩神経 橈骨神経	上外側上腕皮神経 後上腕皮神経	後上腕回旋動脈
14	肩髎 (けんりょう)				肩周囲部、肩峰角と上腕骨大結節の間の陥凹部	三角筋	腋窩神経	鎖骨上神経	後上腕回旋動脈
15	天髎 (てんりょう)				肩甲部、肩甲骨上角の上方陥凹部	僧帽筋	副神経 頚神経叢の枝	鎖骨上神経	頚横動脈浅枝
16	天牖 (てんゆう)				前頚部、下顎角と同じ高さ、胸鎖乳突筋後方の陥凹部	胸鎖乳突筋 頭板状筋	副神経 頚神経叢の枝 脊髄神経後枝	小後頭神経	浅頚動脈
17	翳風 (えいふう)				前頚部、耳垂後方、乳様突起下端前方の陥凹部	顎二腹筋後腹	顔面神経 (顎二腹筋枝)	大耳介神経	後耳介動脈
18	瘈脈 (けいみゃく)				頭部、乳様突起の中央、翳風と角孫を結ぶ(耳の輪郭に沿った)曲線上、翳風から3分の1	後耳介筋	顔面神経 (後耳介神経)	大耳介神経	後耳介動脈
19	顱息 (ろそく)				頭部、翳風と角孫を結ぶ(耳の輪郭に沿った)曲線上で、翳風から3分の2			大耳介神経	後耳介動脈
20	角孫 (かくそん)				頭部、耳尖のあたるところ	上耳介筋 側頭筋	顔面神経 (後耳介神経・ 側頭枝) 下顎神経 (三叉神経第3枝)	下顎神経 (三叉神経 第3枝)	浅側頭動脈の枝
21	耳門 (じもん)				顔面部、耳珠上の切痕と下顎骨の関節突起の間、陥凹部			下顎神経 (三叉神経 第3枝)	浅側頭動脈
22	和髎 (わりょう)				頭部、もみあげの後方、耳介の付け根の前方、浅側頭動脈の後方	前耳介筋	顔面神経 (側頭枝)	下顎神経 (三叉神経 第3枝)	**浅側頭動脈**
23	絲竹空 (しちくくう)				頭部、眉毛外端の陥凹部	眼輪筋	顔面神経 (側頭枝・頬骨枝)	眼神経 (三叉神経 第1枝) 上顎神経 (三叉神経 第2枝)	浅側頭動脈

※太字・アンダーラインは動脈拍動部

JCOPY 498-06936

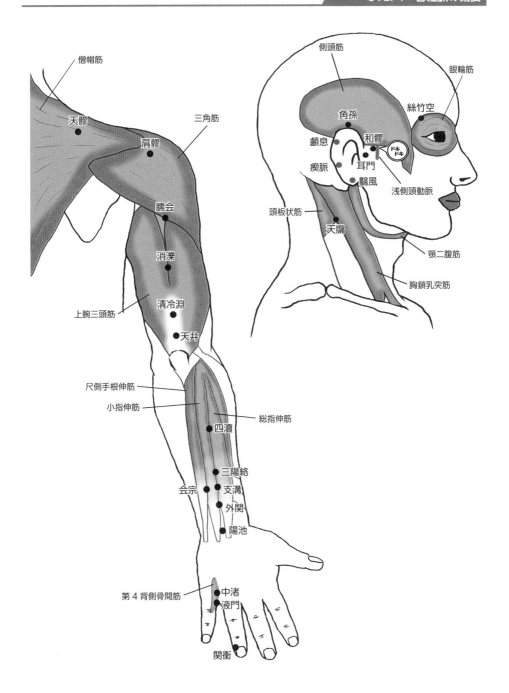

⑪足の少陽胆経

外眼角に始まる(1)。
→　額角、耳の後、頸をめぐって三焦経に交わって大鎖骨上窩に入る(2)。
→　耳からの支脈は耳中に入って、出て、外眼角に至る。
→　外眼角からの支脈は大迎(胃)から下って三焦に合し、目の下から下って大鎖骨上窩で合流する(3)。
→　その後、胸中に至って、横隔膜を貫き肝を絡い、胆に属す(4)。
→　さらに側腹部から鼠径部、陰毛をめぐる(5)。
→　支脈は大鎖骨上窩から腋窩に下って、季肋部からの支脈と股関節で合流する(6)。
→　下肢の外側を下って(7)外果の前に出て、足背から足の第 4 指外側端に終わる(8)。
→　足背から分かれた支脈は、足の第 1 指端で足の厥陰肝経に繋がる(9)。

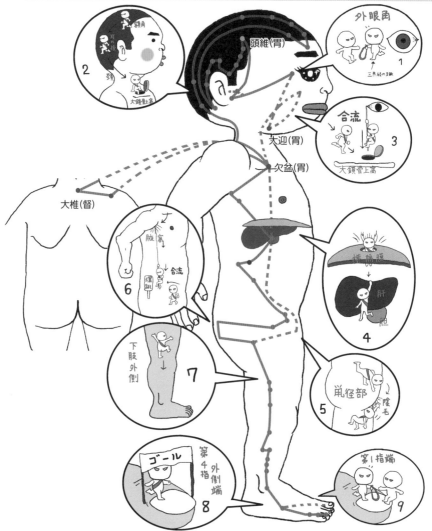

No	経穴名	五要穴	五兪穴	その他	取穴部位	筋肉等	神経 筋枝	神経 皮枝	血管
1	瞳子髎 (どうしりょう)				頭部、外眼角の外方5分、陥凹部	眼輪筋	顔面神経 (側頭枝・頬骨枝)	上顎神経 (三叉神経第2枝)	浅側頭動脈の枝
2	聴会 (ちょうえ)				顔面部、珠間切痕と下顎骨関節突起の間、陥凹部			下顎神経 (三叉神経第3枝)	浅側頭動脈
3	上関 (じょうかん) (客主人) (きゃくしゅじん)				頭部、頬骨弓中央の上際陥凹部	側頭筋	下顎神経 (深側頭神経)	下顎神経 (三叉神経第3枝)	浅側頭動脈の枝
4	頷厭 (がんえん)				頭部、頭維と曲鬢を結ぶ(側頭の髪際に沿った)曲線上、頭維から4分の1	側頭頭頂筋 側頭筋	顔面神経 (側頭枝) 下顎神経 (深側頭神経)	下顎神経 (三叉神経第3枝)	浅側頭動脈 (前頭枝)
5	懸顱 (けんろ)				頭部、頭維と曲鬢を結ぶ(側頭の髪際に沿った)曲線上の中点	側頭頭頂筋 側頭筋	顔面神経 (側頭枝) 下顎神経 (深側頭神経)	下顎神経 (三叉神経第3枝)	浅側頭動脈 (前頭枝)
6	懸釐 (けんり)				頭部、頭維と曲鬢を結ぶ(側頭の髪際に沿った)曲線上、頭維から4分の3	側頭頭頂筋 側頭筋	顔面神経 (側頭枝) 下顎神経 (深側頭神経)	下顎神経 (三叉神経第3枝)	浅側頭動脈 (前頭枝)
7	曲鬢 (きょくびん)				頭部、もみあげ後縁の垂線と耳尖の水平線の交点	側頭頭頂筋 側頭筋	顔面神経 (側頭枝) 下顎神経 (深側頭神経)	下顎神経 (三叉神経第3枝)	浅側頭動脈
8	率谷 (そっこく)				頭部、耳尖の直上、髪際の上方1寸5分	側頭頭頂筋 側頭筋	顔面神経 (側頭枝) 下顎神経 (深側頭神経)	下顎神経 (三叉神経第3枝) 小後頭神経	浅側頭動脈の枝
9	天衝 (てんしょう)				頭部、耳介の付け根の後縁の直上、髪際の上方2寸	側頭頭頂筋 側頭筋	顔面神経 (側頭枝) 下顎神経 (深側頭神経)	小後頭神経	浅側頭動脈の枝
10	浮白 (ふはく)				頭部、乳様突起の後上方、天衝と完骨を結ぶ(耳の輪郭に沿った)曲線上、天衝から3分の1	後頭筋 側頭筋	顔面神経 (後頭枝) 下顎神経 (深側頭神経)	小後頭神経	後耳介動脈
11	頭竅陰 (あたまきょういん)				頭部、乳様突起の後上方、天衝と完骨を結ぶ(耳の輪郭に沿った)曲線上、天衝から3分の2	後頭筋	顔面神経 (後頭枝)	小後頭神経	後耳介動脈
12	完骨 (かんこつ)				前頚部、乳様突起の後下方、陥凹部	胸鎖乳突筋 頭板状筋	副神経 頚神経叢の枝 脊髄神経後枝	小後頭神経	後頭動脈
13	本神 (ほんじん)				頭部、前髪際の後方5分、前正中線の外方3寸	前頭筋	顔面神経 (側頭枝)	眼神経 (三叉神経第1枝)	眼窩上動脈
14	陽白 (ようはく)				頭部、眉の上方1寸、瞳孔線上	前頭筋	顔面神経 (側頭枝)	眼神経 (三叉神経第1枝)	眼窩上動脈
15	頭臨泣 (あたまりんきゅう)				頭部、前髪際から入ること5分、瞳孔線上	前頭筋	顔面神経 (側頭枝)	眼神経 (三叉神経第1枝)	眼窩上動脈
16	目窓 (もくそう)				頭部、前髪際から入ること1寸5分、瞳孔線上	帽状腱膜		眼神経 (三叉神経第1枝)	眼窩上動脈 浅側頭動脈 (前頭枝)
17	正営 (しょうえい)				頭部、前髪際から入ること2寸5分、瞳孔線上	帽状腱膜		眼神経 (三叉神経第1枝)	眼窩上動脈 浅側頭動脈 (前頭枝)
18	承霊 (しょうれい)				頭部、前髪際から入ること4寸、瞳孔線上	帽状腱膜		眼神経 (三叉神経第1枝) 大後頭神経	眼窩上動脈 浅側頭動脈 (前頭枝) 後頭動脈
19	脳空 (のうくう)				頭部、外後頭隆起上縁と同じ高さ、風池の直上	後頭筋	顔面神経 (後頭枝)	大後頭神経	後頭動脈
20	風池 (ふうち)				前頚部、後頭骨の下方、胸鎖乳突筋と僧帽筋の起始部の間、陥凹部	胸鎖乳突筋 僧帽筋 頭板状筋 頭半棘筋	副神経 頚神経叢の枝 脊髄神経後枝	頚神経後枝	後頭動脈
21	肩井 (けんせい)				後頚部、第7頚椎棘突起と肩峰外縁を結ぶ線上の中点	僧帽筋	副神経 頚神経叢の枝	鎖骨上神経	頚横動脈

No	経穴名	五要穴	五兪穴	その他	取穴部位	筋肉等	神経 筋枝	神経 皮枝	血管
22	淵腋 えんえき				側胸部、第 4 肋間、中腋窩線上	前鋸筋 肋間筋	長胸神経 肋間神経	肋間神経 （外側皮枝）	外側胸動脈 胸背動脈 肋間動脈
23	輒筋 ちょうきん				側胸部、第 4 肋間、中腋窩線の前方 1 寸	前鋸筋 肋間筋	長胸神経 肋間神経	肋間神経 （外側皮枝）	外側胸動脈 胸背動脈 肋間動脈
24	日月 じつげつ	募穴			前胸部、第 7 肋間、前正中線の外方 4 寸	大胸筋	内側・外側胸筋神経	肋間神経 （前皮枝・外側皮枝）	肋間動脈
25	京門 けいもん	腎の募穴			側胸部、第 12 肋骨端下縁	広背筋 外腹斜筋 内腹斜筋	胸背神経 肋間神経 腸骨下腹神経 腸骨鼡径神経	肋間神経 （外側皮枝）	肋間動脈
26	帯脈 たいみゃく				側腹部、第 11 肋骨端下方、臍中央と同じ高さ	外腹斜筋 内腹斜筋	肋間神経 腸骨下腹神経	肋間神経 （外側皮枝）	肋間動脈
27	五枢 ごすう				下腹部、臍中央の下方 3 寸、上前腸骨棘の内方	外腹斜筋 内腹斜筋	肋間神経 腸骨下腹神経	腸骨下腹神経 （外側皮枝）	浅・深腸骨回旋動脈
28	維道 いどう				下腹部、上前腸骨棘の内下方 5 分	外腹斜筋 内腹斜筋	肋間神経 腸骨下腹神経	腸骨下腹神経 （外側皮枝）	浅・深腸骨回旋動脈
29	居髎 きょりょう				殿部、上前腸骨棘と大転子頂点の中点	大腿筋膜張筋 中殿筋	上殿神経	上殿皮神経 腸骨下腹神経 （外側皮枝）	外側大腿回旋動脈 （上行枝） 上殿動脈
30	環跳 かんちょう				殿部、大転子の頂点と仙骨裂孔を結ぶ線上、大転子頂点から 3 分の 1	大殿筋	下殿神経	上殿皮神経 下殿皮神経	上殿動脈 下殿動脈
31	風市 ふうし				大腿部外側、直立して腕を下垂し、手掌を大腿部に付けたとき、中指の先端があたる腸脛靭帯の後方陥凹部	腸脛靭帯 大腿二頭筋長頭 大腿二頭筋短頭 外側広筋	脛骨神経 総腓骨神経 大腿神経	外側大腿皮神経	外側大腿回旋動脈 （下行枝）
32	中瀆 ちゅうとく				大腿部外側、腸脛靭帯の後方で、膝窩横紋の上方 7 寸	腸脛靭帯 大腿二頭筋長頭 大腿二頭筋短頭 外側広筋	脛骨神経 総腓骨神経 大腿神経	外側大腿皮神経	外側大腿回旋動脈 （下行枝）
33	膝陽関 ひざようかん				膝外側、大腿二頭筋腱と腸脛靭帯の間の陥凹部、大腿骨外側上顆の後上縁	腸脛靭帯 大腿二頭筋長頭 （腱） 大腿二頭筋短頭 （腱）	脛骨神経 総腓骨神経	外側大腿皮神経	外側上膝動脈
34	陽陵泉 ようりょうせん	合土穴		八会穴の筋会 胆の下合穴	下腿外側、腓骨頭前下方の陥凹部	長腓骨筋	浅腓骨神経	外側腓腹皮神経	腓骨回旋枝 （後脛骨動脈）
35	陽交 ようこう	陽維脈の郄穴			下腿外側、腓骨の後方、外果尖の上方 7 寸	長腓骨筋 ヒラメ筋	浅腓骨神経 脛骨神経	外側腓腹皮神経	前脛骨動脈の枝
36	外丘 がいきゅう	郄穴			下腿外側、腓骨の前方、外果尖の上方 7 寸	長腓骨筋	浅腓骨神経	外側腓腹皮神経	前脛骨動脈の枝
37	光明 こうめい	絡穴			下腿外側、腓骨の前方、外果尖の上方 5 寸	長腓骨筋 短腓骨筋	浅腓骨神経	外側腓腹皮神経	前脛骨動脈の枝
38	陽輔 ようほ		経火穴		下腿外側、腓骨の前方、外果尖の上方 4 寸	短腓骨筋	浅腓骨神経	外側腓腹皮神経 浅腓骨神経	前脛骨動脈の枝
39	懸鍾 けんしょう			八会穴の髄会	下腿外側、腓骨の前方、外果尖の上方 3 寸	短腓骨筋	浅腓骨神経	外側腓腹皮神経 浅腓骨神経	前脛骨動脈の枝
40	丘墟 きゅうきょ	原穴			足関節部外側、長指伸筋腱外側の陥凹部、外果尖の前下方	長指伸筋（腱）	深腓骨神経	浅腓骨神経	外果動脈網
41	足臨泣 あしりんきゅう		兪木穴	八脈交会穴	足背、第 4・第 5 中足骨底接合部の遠位で、第 5 指の長指伸筋腱外側の陥凹部	第 4 背側骨間筋	外側足底神経	浅腓骨神経	第 4 背側中足動脈
42	地五会 ちごえ				足背、第 4・第 5 中足骨間、第 4 中足趾節関節の近位陥凹部	第 4 背側骨間筋	外側足底神経	浅腓骨神経	第 4 背側中足動脈
43	俠渓 きょうけい		滎水穴		足背、第 4・第 5 指間、みずかきの近位、赤白肉際	第 4 背側骨間筋	外側足底神経	浅腓骨神経	背側指動脈
44	足竅陰 あしきょういん		井金穴		足の第 4 指、末節骨外側、爪甲角の近位外方 1 寸（指寸）、爪甲外側縁の垂線と爪甲基底部の水平線との交点			浅腓骨神経	背側指動脈

JCOPY 498-06936

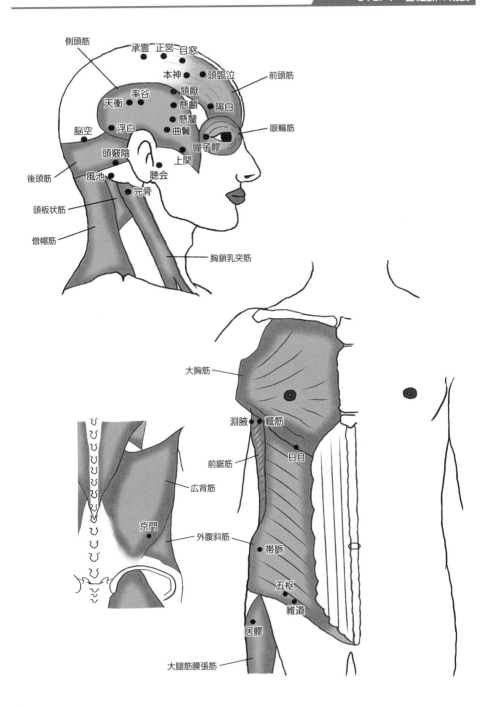

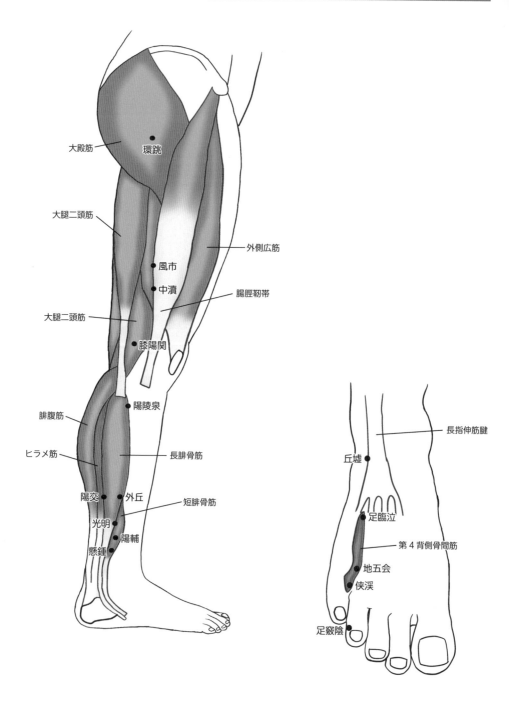

大殿筋

環跳

大腿二頭筋

外側広筋

風市

中瀆

腸脛靱帯

大腿二頭筋

膝陽関

陽陵泉

腓腹筋

ヒラメ筋

長腓骨筋

陽交　外丘

短腓骨筋

光明

陽輔

懸鍾

長指伸筋腱

丘墟

足臨泣

第 4 背側骨間筋

地五会

侠渓

足竅陰

⑫足の厥陰肝経

足の第1指外側端から始まる(1)。
→　足背、内果の前、下腿前内側を上る(2)。
→　その後、大腿内側を上がり、陰毛の中に入り(3)、生殖器をめぐって下腹に至る。
→　下腹から側腹部を経て、胃をはさんで肝に属し、胆を絡う(4)。
→　また横隔膜を貫き、季肋に広がって頚部から目系に連なり、額から頭頂部の百会で督脈と交わる(5)。
→　目系からの支脈は、頬の裏を下り口唇の内側をめぐる(6)。
→　肝からの支脈は横隔膜を貫き、肺を通って中焦に至り、手の太陰肺経と繋がる(7)。

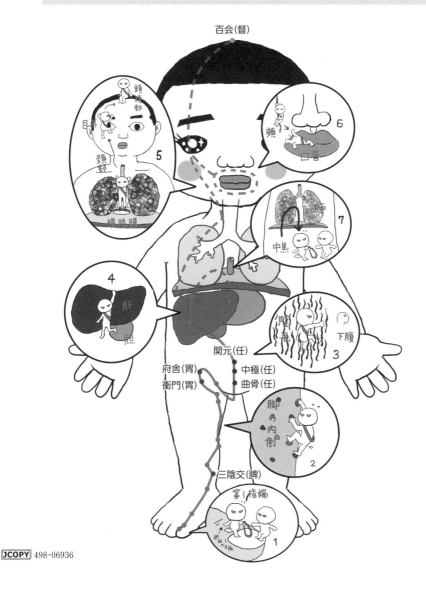

No	経穴名	五要穴	五兪穴	その他	取穴部位	筋肉等	神経 筋枝	神経 皮枝	血管
1	大敦 だいとん		井木穴		足の第1指、末節骨外側、爪甲角の近位外方1寸（指寸）、爪甲外側縁の垂線と爪甲基底部の水平線との交点			深腓骨神経	背側指動脈
2	行間 こうかん		滎火穴		足背、第1・第2指間、みずかきの近位、赤白肉際			深腓骨神経	背側指動脈
3	太衝 たいしょう	原穴	兪土穴		足背、第1・第2中足骨間、中足骨底接合部遠位の陥凹部、足背動脈拍動部	第1背側骨間筋	外側足底神経	深腓骨神経	足背動脈
4	中封 ちゅうほう		経金穴		足関節前内側、前脛骨筋腱内側の陥凹部、内果尖の前方	前脛骨筋(腱)	深腓骨神経	伏在神経	前内果動脈
5	蠡溝 れいこう	絡穴			下腿前内側、脛骨内側面の中央、内果尖の上方5寸			伏在神経	下行膝動脈の枝
6	中都 ちゅうと	郄穴			下腿前内側、脛骨内側面の中央、内果尖の上方7寸			伏在神経	下行膝動脈の枝
7	膝関 しつかん				下腿脛骨面、脛骨内側顆の下方、陰陵泉の後方1寸	薄筋 半腱様筋	閉鎖神経 脛骨神経	伏在神経	内側下膝動脈 下行膝動脈 (伏在枝)
8	曲泉 きょくせん		合水穴		膝内側、半腱・半膜様筋腱内側の陥凹部、膝窩横紋の内側端	薄筋 半腱様筋(腱) 半膜様筋(腱)	閉鎖神経 脛骨神経	伏在神経	内側下膝動脈 下行膝動脈 (伏在枝)
9	陰包 いんぽう				大腿部内側、薄筋と縫工筋の間、膝蓋骨底の上方4寸	縫工筋 薄筋	大腿神経 閉鎖神経	閉鎖神経	下行膝動脈 (大腿動脈の枝)
10	足五里 あしごり				大腿部内側、気衝の下方3寸、動脈拍動部	恥骨筋 長内転筋	大腿神経 閉鎖神経	陰部大腿神経	大腿動脈
11	陰廉 いんれん				大腿部内側、気衝の下方2寸	恥骨筋	大腿神経	陰部大腿神経	大腿動脈
12	急脈 きゅうみゃく				鼡径部、恥骨結合上縁と同じ高さ、前正中線の外方2寸5分	外腹斜筋 内腹斜筋 精巣挙筋(男子)	肋間神経 腸骨下腹神経 腸骨鼡径神経 陰部大腿神経	腸骨下腹神経 (前皮枝) 腸骨鼡径神経	浅腹壁動脈 下腹壁動脈
13	章門 しょうもん	脾の募穴		八会穴の臓会	側腹部、第11肋骨端下縁	外腹斜筋 内腹斜筋	肋間神経	肋間神経 (外側皮枝)	肋間動脈
14	期門 きもん	募穴			前胸部、第6肋骨、前正中線の外方4寸	大胸筋	内側・外側胸筋神経	肋間神経 (前皮枝・外側皮枝)	肋間動脈 胸肩峰動脈

※太字・アンダーラインは動脈拍動部

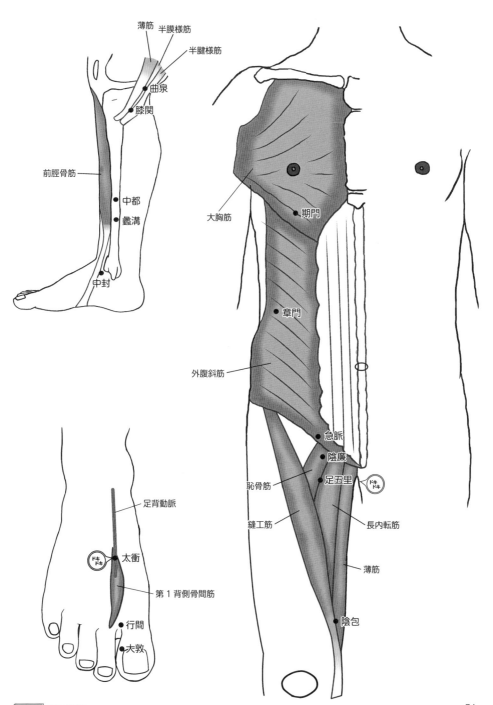

正経十二経脈の流注 まとめ

	始まり	(始穴)	絡う	属す	終わり	(終穴)
手の太陰肺経	中焦	中府	大腸	肺	母指外側(橈側)	少商
手の陽明大腸経	示指外側(橈側)	商陽	肺	大腸	鼻翼外方	迎香
足の陽明胃経	鼻翼外方	承泣	脾	胃	足の第 2 指外側	厲兌
足の太陰脾経	足の第 1 指内側	隠白	胃	脾	舌下	大包
手の少陰心経	心中	極泉	小腸	心	小指外側(橈側)	少衝
手の太陽小腸経	小指内側(尺側)	少沢	心	小腸	耳中	聴宮
足の太陽膀胱経	内眼角	睛明	腎	膀胱	足の第 5 指外側	至陰
足の少陰腎経	足の第 5 指	湧泉	膀胱	腎	舌根	兪府
手の厥陰心包経	胸中	天池	三焦	心包	中指中央	中衝
手の少陽三焦経	薬指内側(尺側)	関衝	心包	三焦	外眼角	紫竹空
足の少陰胆経	外眼角	瞳子髎	肝	胆	足の第 4 指外側	足竅陰
足の厥陰肝経	足の第 1 指外側	大敦	胆	肝	頭頂部	期門

主な同名異穴

三里	手三里(大)	足三里(胃)	
五里	手五里(大)	足五里(肝)	
臨泣	頭臨泣(胆)	足臨泣(胆)	同経
竅陰	頭竅陰(胆)	足竅陰(胆)	同経
陽関	腰陽関(督)	膝陽関(胆)	
通谷	腹通谷(腎)	足通谷(膀)	表裏関係
巨虚	上巨虚(胃)	下巨虚(胃)	同経
廉	上廉(大)	下廉(大)	同経

JCOPY 498-06936

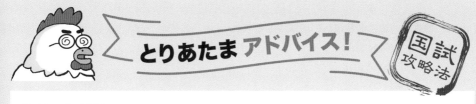

STEP 1 流注

各経絡がどこをどのように走行しているのかを覚えよう！

（練習問題）

問題1 経脈の走行について<u>誤っている</u>のはどれか。

1. 前腕前面では心経と肺経の間を心包経が下行する。
2. 下腿外側では胃経と膀胱経の間を胆経が下行する。
3. 腹部では脾経と腎経の間を胃経が下行する。
4. 背部では胃経と膀胱経の間を胆経が下行する。

<u>答え</u> 問題1：4

STEP 2 接続

経脈の流注、経脈間の接続部位をしっかり覚えよう！

（練習問題）

問題1 経脈の流注で<u>誤っている</u>のはどれか。

1. 膀胱経から腎経
2. 心包経から三焦経
3. 肝経から胆経
4. 胃経から脾経

問題2 経脈間の接続とその部位の組合せで正しいのはどれか。

1. 脾経から心経 ———— 中焦
2. 胆経から肝経 ———— 足の第1指外側端
3. 膀胱経から腎経 ———— 足の第4指外側端
4. 大腸経から胃経 ———— 鼻翼内方

問題 3　内眼角で接続している経脈はどれか。

1．小腸経と膀胱経
2．三焦経と胆経
3．腎経と心包経
4．脾経と心経

<u>答え</u>　問題 1：3　問題 2：2　問題 3：1

STEP 3 表裏関係

経脈の表裏関係をしっかり覚えよう！

（練習問題）

問題 1　経脈の表裏関係で<u>誤っている</u>組合せはどれか。

1．腎経 ――――― 膀胱経
2．肝経 ――――― 胆経
3．心経 ――――― 脾経
4．心包経 ――――― 三焦経

<u>答え</u>　問題 1：3

STEP 4 各経脈の概要

各経脈の流注、つまり、各経脈がどこから始まるのか、おおよそどこを走行して、どこで終わるのかを覚えよう！

（練習問題）

問題 1　胆経の流注について<u>誤っている</u>のはどれか。

1．外眼角に始まる。
2．肝を絡い胆に属す。
3．下肢の内側を下って内果の前に出る。
4．足の第 4 指外側端に終わる。

JCOPY 498-06936

問題2　肺経の流注について正しいのはどれか。
　　1．肺から始まる。
　　2．胃の噴門をめぐる。
　　3．上肢内側を通る。
　　4．示指外側に終わる。

問題3　小腸経の流注について誤っているのはどれか。
　　1．小指内側端から始まる。
　　2．上肢背側を上る。
　　3．肩甲骨をめぐる。
　　4．鼻翼外方に終わる。

問題4　横隔膜を貫かないのはどれか。
　　1．足の太陽膀胱経
　　2．足の厥陰肝経
　　3．手の少陽三焦経
　　4．手の厥陰心包経

問題5　手の薬指内側端に始まる経脈はどれか。
　　1．手の太陰肺経
　　2．手の厥陰心包経
　　3．手の少陽三焦経
　　4．手の太陽小腸経

答え　問題1：3　問題2：2　問題3：4　問題4：1　問題5：3

受かるぞ!! とりあたま先輩!!

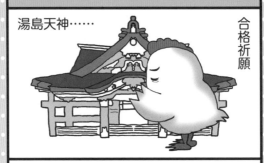

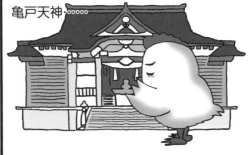

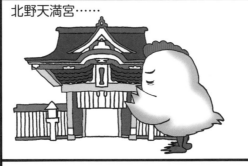

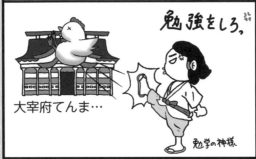

JCOPY 498-06936

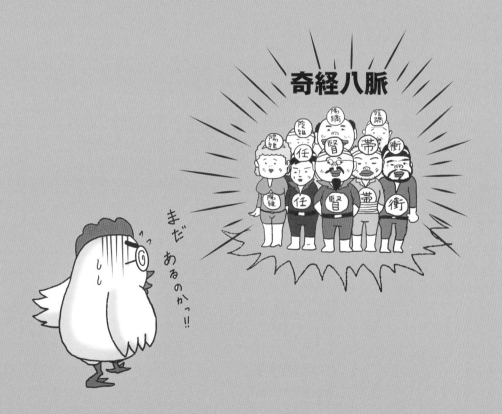

STEP 1　奇経八脈とは

奇経八脈は正経十二経脈の間を縦横に交錯し、正経十二経脈の気血を調節する。つまり、正経十二経脈の気血が満ち溢れているときには、奇経八脈に気血が流入し蓄え、逆に正経十二経脈の需要があれば気血を供給する。

正経十二経脈の
気血が充ち溢れているとき

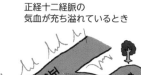

奇経八脈に
気血を蓄えておく

正経十二経脈の
気血が足りないとき

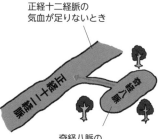

奇経八脈の
気血を供給する

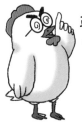

正経が大河、
奇経が貯水湖に
たとえられるんだ。

	始点	性質	関係する経穴
督脈 (とくみゃく)	胞中	陽脈の海	60 頁参照
任脈 (にんみゃく)	胞中	陰脈の海	63 頁参照
衝脈 (しょうみゃく)	骨盤腔内の子宮	十二正経の海	横骨　大赫　気穴　四満　中注　膏兪　商曲　石関　陰都 腹通谷　幽門 (別説)気衝から胃経の腹部の経穴
帯脈 (たいみゃく)	胆経の帯脈穴		章門　帯脈　五枢　維道
陽蹻脈 (ようきょうみゃく)	踵　膀胱経の申脈	膀胱経の別脈	申脈　僕参　**跗陽**　居髎　臑兪　肩髃　巨骨　地倉　巨髎 承泣　晴明　（風池を加える説あり）
陰蹻脈 (いんきょうみゃく)	踵	腎経の別脈	然谷　照海　**交信**　晴明
陽維脈 (よういみゃく)	膀胱経の金門	全ての陽経脈と連絡	金門　**陽交**　臑兪　天髎　肩井　陽白　本神　頭臨泣　正営 脳空　風池　瘂門　風府
陰維脈 (いんいみゃく)	腎経の築賓	全ての陰経脈と連絡	**築賓**　府舎　大横　腹哀　期門　天突　廉泉

※太字・アンダーラインは、それぞれの経脈の郄穴

STEP 2 各経脈の概要

①督脈

胞中（小骨盤腔）に始まる（1）。
→ 会陰に出て、体の背側を上る（2）。
→ 外後頭隆起の直下（風府）で脳内に入る（3）。
→ さらに頭頂部に上がり、顔面の正中を下り、上唇小帯の結合部に終わる（4）。

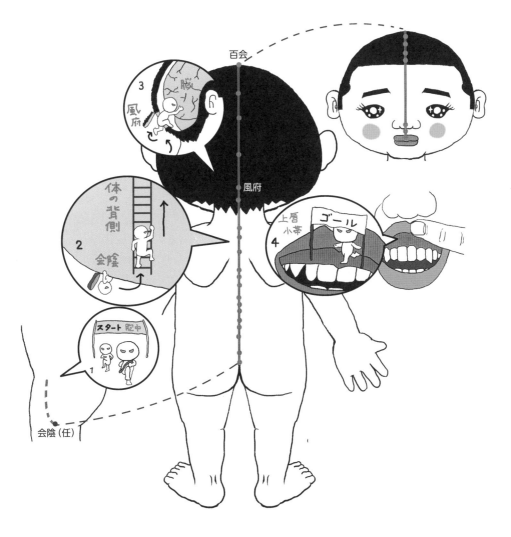

No	経穴名	五要穴	五兪穴	その他	取穴部位	筋肉等	神経 筋枝	神経 皮枝	血管
1	長強	絡穴			会陰部、尾骨の下方、尾骨端と肛門の中央	肛門尾骨靭帯 外肛門括約筋	陰部神経 (下直腸神経)	陰部神経 (下直腸神経)	内陰部動脈 (下直腸動脈)
2	腰兪				仙骨部、後正中線上、仙骨裂孔	浅後仙骨靭帯		仙骨神経後枝	下殿動脈
3	腰陽関				腰部、後正中線上、第4腰椎棘突起下方の陥凹部	棘上靭帯 棘間靭帯 棘間筋	腰神経後枝	腰神経後枝	腰動脈背枝
4	命門				腰部、後正中線上、第2腰椎棘突起下方の陥凹部	棘上靭帯 棘間靭帯 棘間筋	腰神経後枝	腰神経後枝	腰動脈背枝
5	懸枢				腰部、後正中線上、第1腰椎棘突起下方の陥凹部	棘上靭帯 棘間靭帯 棘間筋	腰神経後枝	腰神経後枝	腰動脈背枝
6	脊中				上背部、後正中線上、第11胸椎棘突起下方の陥凹部	棘上靭帯 棘間靭帯		胸神経後枝	肋間動脈背枝
7	中枢				上背部、後正中線上、第10胸椎棘突起下方の陥凹部	棘上靭帯 棘間靭帯		胸神経後枝	肋間動脈背枝
8	筋縮				上背部、後正中線上、第9胸椎棘突起下方の陥凹部	棘上靭帯 棘間靭帯		胸神経後枝	肋間動脈背枝
9	至陽				上背部、後正中線上、第7胸椎棘突起下方の陥凹部	棘上靭帯 棘間靭帯		胸神経後枝	肋間動脈背枝
10	霊台				上背部、後正中線上、第6胸椎棘突起下方の陥凹部	棘上靭帯 棘間靭帯		胸神経後枝	肋間動脈背枝
11	神道				上背部、後正中線上、第5胸椎棘突起下方の陥凹部	棘上靭帯 棘間靭帯		胸神経後枝	肋間動脈背枝
12	身柱				上背部、後正中線上、第3胸椎棘突起下方の陥凹部	棘上靭帯 棘間靭帯		胸神経後枝	肋間動脈背枝
13	陶道				上背部、後正中線上、第1胸椎棘突起下方の陥凹部	棘上靭帯 棘間靭帯		胸神経後枝	肋間動脈背枝
14	大椎				後頚部、後正中線上、第7頚椎棘突起下方の陥凹部	棘上靭帯 棘間靭帯 棘間筋	頚神経後枝	頚神経後枝	頚横動脈上行枝
15	瘂門				後頚部、後正中線上、第2頚椎棘突起上方の陥凹部	項靭帯 棘間筋	頚神経後枝	頚神経後枝	頚横動脈上行枝
16	風府				後頚部、後正中線上、外後頭隆起の直下、左右の僧帽筋間の陥凹部	項靭帯		大後頭神経	後頭動脈 頚横動脈上行枝
17	脳戸				頭部、外後頭隆起上方の陥凹部	後頭筋	顔面神経	大後頭神経	後頭動脈
18	強間				頭部、後正中線上、後髪際の上方4寸	帽状腱膜		大後頭神経	後頭動脈
19	後頂				頭部、後正中線上、後髪際の上方5寸5分	帽状腱膜		大後頭神経	後頭動脈
20	百会				頭部、前正中線上、前髪際の後方5寸	帽状腱膜		大後頭神経 眼神経 (三叉神経第1枝)	眼窩上動脈 浅側頭動脈 後頭動脈
21	前頂				頭部、前正中線上、前髪際の後方3寸5分	帽状腱膜		眼神経 (三叉神経第1枝)	眼窩上動脈
22	顖会				頭部、前正中線上、前髪際の後方2寸	帽状腱膜 前頭筋	顔面神経 (側頭枝・頬骨枝)	眼神経 (三叉神経第1枝)	眼窩上動脈
23	上星				頭部、前正中線上、前髪際の後方1寸	前頭筋	顔面神経 (側頭枝・頬骨枝)	眼神経 (三叉神経第1枝)	滑車上動脈 眼窩上動脈
24	神庭				頭部、前正中線上、前髪際の後方5分	前頭筋	顔面神経 (側頭枝・頬骨枝)	眼神経 (三叉神経第1枝)	滑車上動脈 眼窩上動脈
25	素髎				顔面部、鼻の尖端			眼神経 (三叉神経第1枝)	顔面動脈 鼻背動脈
26	水溝				顔面部、人中溝の中点	口輪筋	顔面神経 (頬筋枝・下顎縁枝)	上顎神経 (三叉神経第2枝)	上唇動脈
27	兌端				顔面部、上唇結節上縁の中点	口輪筋	顔面神経 (頬筋枝・下顎縁枝)	上顎神経 (三叉神経第2枝)	上唇動脈
28	齦交				顔面部、上歯齦、上唇小帯の接合部	上唇小帯		上顎神経 (三叉神経第2枝)	前上歯槽動脈

JCOPY 498-06936

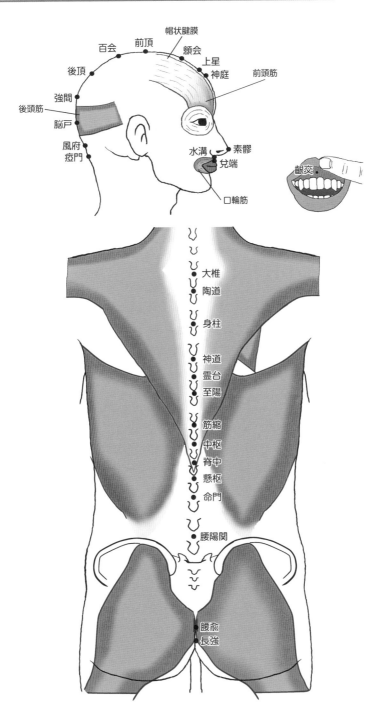

②任脈

胞中（小骨盤腔）に始まる（1）。
→　会陰に出て、体の前面を上る（2）。
→　さらに顔面部の口唇まで至り、顔面部の両側を上がる。
→　最後は左右の目の下に入る（3）。

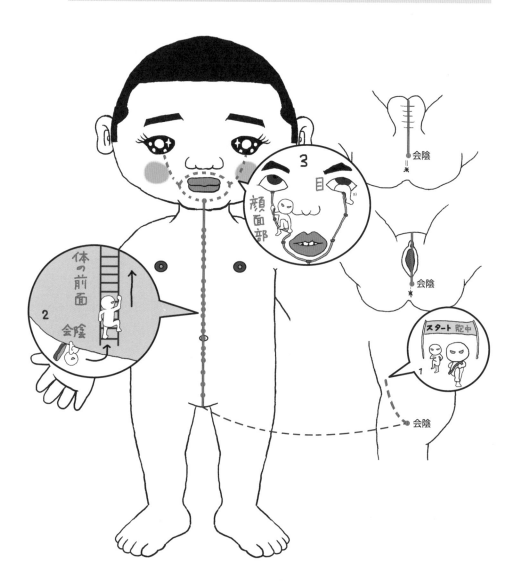

JCOPY 498-06936

No	経穴名	五要穴	五兪穴	その他	取穴部位	筋肉等	神経 筋枝	神経 皮枝	血管
1	会陰 えいん				会陰部、男性は陰嚢根部と肛門を結ぶ線の中点、女性は後陰唇交連と肛門を結ぶ線の中点	会陰腱中心 外肛門括約筋	陰部神経	後大腿皮神経(会陰枝) 陰部神経 (下直腸神経・会陰神経)	内陰部動脈
2	曲骨 きょくこつ				下腹部、前正中線上、恥骨結合上縁	白線		腸骨下腹神経(前皮枝) 腸骨鼡径神経	浅腹壁動脈 下腹壁動脈
3	中極 ちゅうきょく	膀胱の 募穴			下腹部、前正中線上、臍中央の下方4寸	白線		腸骨下腹神経(前皮枝)	浅腹壁動脈 下腹壁動脈
4	関元 かんげん	小腸の 募穴			下腹部、前正中線上、臍中央の下方3寸	白線		肋間神経(前皮枝) 腸骨下腹神経(前皮枝)	浅腹壁動脈 下腹壁動脈
5	石門 せきもん	三焦の 募穴			下腹部、前正中線上、臍中央の下方2寸	白線		肋間神経(前皮枝)	浅腹壁動脈 下腹壁動脈
6	気海 きかい				下腹部、前正中線上、臍中央の下方1寸5分	白線		肋間神経(前皮枝)	浅腹壁動脈 下腹壁動脈
7	陰交 いんこう				下腹部、前正中線上、臍中央の下方1寸	白線		肋間神経(前皮枝)	浅腹壁動脈 下腹壁動脈
8	神闕 しんけつ				上腹部、臍の中央			肋間神経(前皮枝)	浅腹壁動脈 下腹壁動脈 上腹壁動脈
9	水分 すいぶん				上腹部、前正中線上、臍中央の上方1寸	白線		肋間神経(前皮枝)	上腹壁動脈
10	下脘 げかん				上腹部、前正中線上、臍中央の上方2寸	白線		肋間神経(前皮枝)	上腹壁動脈
11	建里 けんり				上腹部、前正中線上、臍中央の上方3寸	白線		肋間神経(前皮枝)	上腹壁動脈
12	中脘 ちゅうかん	胃の募穴		八会穴の 腑会	上腹部、前正中線上、臍中央の上方4寸	白線		肋間神経(前皮枝)	上腹壁動脈
13	上脘 じょうかん				上腹部、前正中線上、臍中央の上方5寸	白線		肋間神経(前皮枝)	上腹壁動脈
14	巨闕 こけつ	心の募穴			上腹部、前正中線上、臍中央の上方6寸	白線		肋間神経(前皮枝)	上腹壁動脈
15	鳩尾 きゅうび	任脈の 絡穴			上腹部、前正中線上、胸骨体下端の下方1寸	白線		肋間神経(前皮枝)	上腹壁動脈
16	中庭 ちゅうてい				前胸部、前正中線上、胸骨体下端の中点			肋間神経(前皮枝)	内胸動脈の枝
17	膻中 だんちゅう	心包の 募穴		八会穴の 気会	前胸部、前正中線上、第4肋間と同じ高さ			肋間神経(前皮枝)	内胸動脈の枝
18	玉堂 ぎょくどう				前胸部、前正中線上、第3肋間と同じ高さ			肋間神経(前皮枝)	内胸動脈の枝
19	紫宮 しきゅう				前胸部、前正中線上、第2肋間と同じ高さ			肋間神経(前皮枝)	内胸動脈の枝
20	華蓋 かがい				前胸部、前正中線上、第1肋間と同じ高さ			鎖骨上神経 肋間神経(前皮枝)	内胸動脈の枝
21	璇璣 せんき				前胸部、前正中線上、頚窩(胸骨上窩)の下方1寸			鎖骨上神経 肋間神経(前皮枝)	内胸動脈の枝
22	天突 てんとつ				前頚部、前正中線上、頚窩(胸骨上窩)の中央	胸骨舌骨筋	頚神経ワナ	頚横神経	下甲状腺動脈
23	廉泉 れんせん				前頚部、前正中線上、喉頭隆起上方、舌骨の上方陥凹部			頚横神経	上甲状腺動脈
24	承漿 しょうしょう				顔面部、オトガイ唇溝中央の陥凹部	口輪筋 下唇下制筋	顔面神経 (下顎縁枝)	下顎神経 (三叉神経第3枝)	下唇動脈

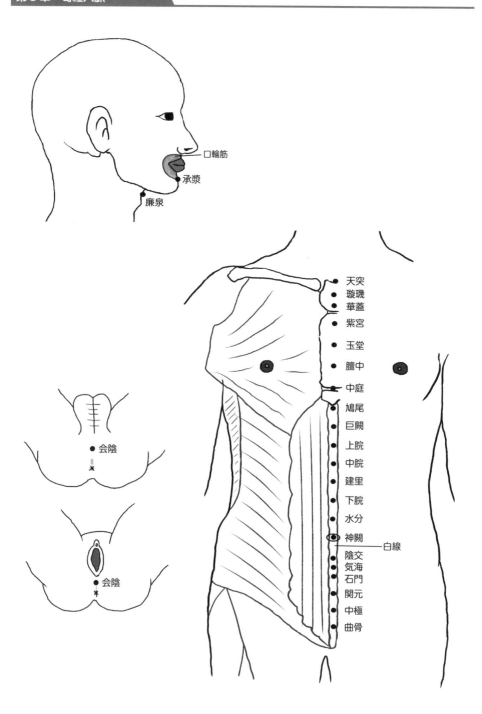

口輪筋
承漿
廉泉

天突
璇璣
華蓋
紫宮
玉堂
膻中
中庭
鳩尾
巨闕
上脘
中脘
建里
下脘
水分
神闕　——白線
陰交
気海
石門
関元
中極
曲骨

会陰

会陰

③衝脈

骨盤腔内の胞中(小骨盤腔)に始まる。
→ 脊柱の深部をめぐる。
→ 前は陰経諸脈に交わり、後ろは陽経諸脈に交わって十二正経の海となる。
→ 皮下にめぐる衝脈は鼡径部で胃経の気衝から腎経と並び腹壁を上行し、胸部に広がる。
→ さらに上行し喉に行き、左右が合さってまた分かれ、上って口唇にめぐる。

④帯脈

胆経の帯脈穴から、帯を締めるように腰腹部を一周する。

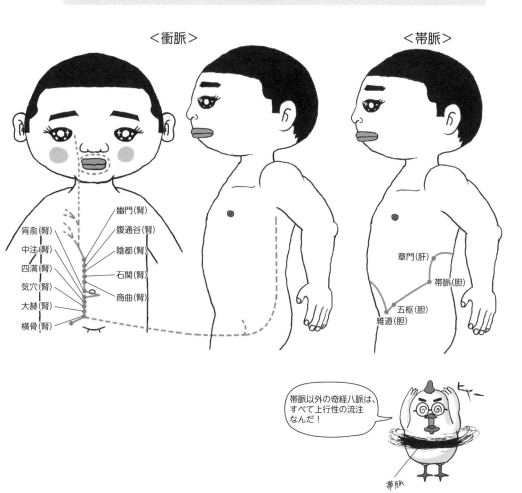

＜衝脈＞ ＜帯脈＞

幽門(腎)
肓兪(腎) 腹通谷(腎)
中注(腎) 陰都(腎)
四満(腎) 石関(腎)
気穴(腎) 商曲(腎)
大赫(腎)
横骨(腎)

章門(肝)
帯脈(胆)
五枢(胆)
維道(胆)

帯脈以外の奇経八脈は、すべて上行性の流注なんだ！

帯脈

⑤陽蹻脈

膀胱経の申脈から起こり、膀胱経の別脈といわれる。
→　踵をめぐり僕参を過ぎ跗陽に行き、大腿の外側を上行する。
→　上前腸骨棘の傍らで胆経の居髎に交わる。
→　その後、側腹部から腋窩の後部にめぐり、小腸経の臑兪で膀胱経、小腸経、陽維脈と交わる。
→　さらに、大腸経の肩髃、巨骨、胃経の地倉、巨髎、承泣、膀胱経の晴明に行く。
→　最後に上行して頭部をめぐり、後頚部で胆経の風池に至る。

⑥陰蹻脈

踵から起こり、腎経の別脈といわれる。
→　腎経の然谷の後方で照海から分かれて腎経に沿って上行する。
→　交信から下腿、大腿の内側を経て陰毛の際に出る。
→　さらに前胸部のやや深部を上行し、鎖骨上窩(欠盆)に入る。
→　そこから頚動脈の内側の沿って上行し、鼻に入って晴明で膀胱経と交わる。

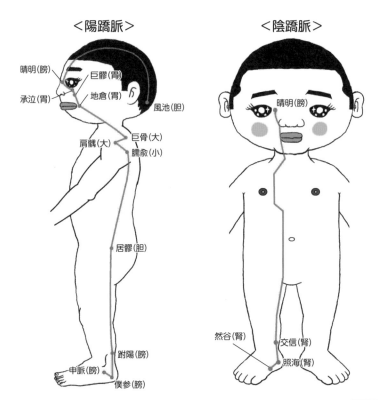

<陽蹻脈>　　　　　　　　　　<陰蹻脈>

晴明(膀)　巨髎(胃)
承泣(胃)　地倉(胃)
　　　　　　　　　　風池(胆)
肩髃(大)　巨骨(大)
　　　　　　臑兪(小)
　　　　　　　　晴明(膀)

居髎(胆)

跗陽(膀)
申脈(膀)
僕参(膀)

然谷(腎)　交信(腎)
　　　　　照海(腎)

JCOPY 498-06936

⑦陽維脈

膀胱経の金門から起こる。
- → 胆経の後方をめぐって胆経の陽交に交わる。
- → そこから大腿外側をめぐり、側腹部と側胸部をめぐる。
- → そして、小腸経の臑兪に上って小腸経、膀胱経、陽蹻脈と交わる。
- → その後、三焦経の天髎に行き、三焦経、胆経と交わり、胆経の肩井に至り2つに分かれる。
- → 肩井から頭部に上行する枝は、胆経の陽白、本神、臨泣、正営、脳空などをめぐり、後頚部の風池に終わる。
- → もう1つの枝は、後頚部の督脈の瘂門、風府に行き、督脈と交わる。
  （陽維脈はすべての陽経脈と連絡する）

⑧陰維脈

腎経の築賓から起こる。
- → 大腿内側を上行し、下腹部に入る。
- → そこで、脾経の府舎、大横、腹哀を経て肝経の期門に交わる。
- → そして、胸部を上行して頚部に行く。
- → その後、咽喉を左右からはさんで任脈の天突、廉泉に達して終わる。
  （陰維脈はすべての陰経脈と連絡する）

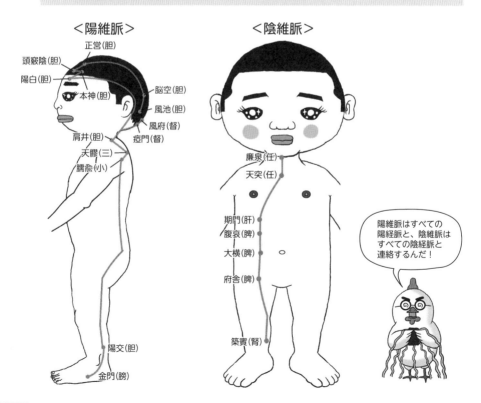

＜陽維脈＞

正営(胆)
頭竅陰(胆)
陽白(胆)
本神(胆)
脳空(胆)
風池(胆)
風府(督)
瘂門(督)
肩井(胆)
天髎(三)
臑兪(小)
陽交(胆)
金門(膀)

＜陰維脈＞

廉泉(任)
天突(任)
期門(肝)
腹哀(脾)
大横(脾)
府舎(脾)
築賓(腎)

陽維脈はすべての陽経脈と、陰維脈はすべての陰経脈と連絡するんだ！

STEP 3　奇経八脈と関連する経穴

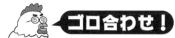

衝脈	帯脈
衝撃！王国インドの姉妹、 小・中・高・大学、奇跡の裕福‼	タイの移動、五体消耗！

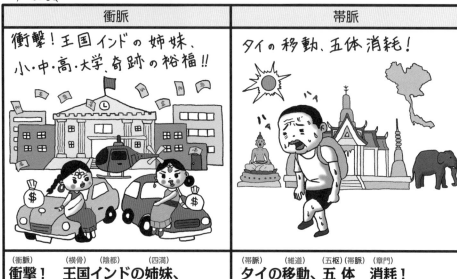

衝脈

（衝脈）　　　（横骨）　　（陰都）　　　（四満）
衝撃！　王国インドの姉妹、

（商曲）（中注）（肓兪）（大赫）　　（気穴）（石関）（幽門）（腹通谷）
小・中・高・大学、奇 跡の 裕 福‼

帯脈

（帯脈）　　　（維道）　　（五枢）（帯脈）（章門）
タイの移動、五 体　消耗！

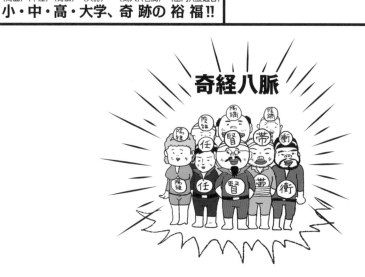

奇経八脈

陽蹻脈	陰蹻脈
陽キャの僕。受験不要で昇級しそう。 ここに新居！小料理屋で声明!!	陰キャの青年、紹介を更新。

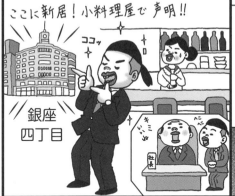

自己紹介

得意なこと：
寝たふり

嫌いなもの：
ハロウィン
ウェイ系
パリピ

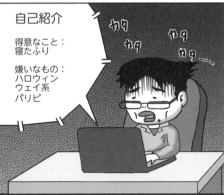

（陽蹻脈）　（僕参）（臑兪）（肩髃）（跗陽）　（承泣）　（地倉）
陽キャの僕。受　験　不要で昇級しそう。
（巨骨）　（申脈）（居髎）　（巨髎）　　　（睛明）
ここに新 居！　小料理屋で声明！

（陰蹻脈）　　　（睛明）（然谷）　　（照海）　（交信）
陰キャの青　年。　　紹介を更新

陽維脈	陰維脈
妖異な ホンジュラス。肩と脳天に 西洋風、東洋風の 紋々。	いい意味で不死の大王、連戦で キモい乳首に 転覆す。

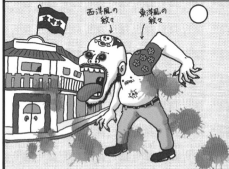

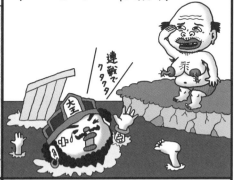

（陽維脈）　（本神）（臑兪）　　（肩井）（脳空）（天髎）
妖異な ホンジュラス。肩と脳 天に、
（正営）（風白）（風池）（頭臨泣）（陽交）（風府）（金門）（瘂門）
西洋風、東洋 風の 紋々

（陰維脈）　　（府舎）　（大横）　　（廉泉）
いい意味で、不死の大王　連戦で
（期門）（築賓）　（天突）（腹哀）
キモい乳首に転　覆す

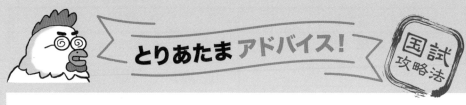

STEP 1 奇経八脈とは

奇経八脈の始まる部位、奇経八脈の性質、奇経八脈と関係する経穴をしっかり覚えよう！

（練習問題）

問題 1　胞中から始まり陽脈の海といわれるのはどれか。
1．督脈
2．陽維脈
3．帯脈
4．陽蹻脈

問題 2　奇経八脈の組合せで<u>誤っている</u>のはどれか。
1．十二正経の海 ──── 衝脈
2．陰脈の海 ────── 任脈
3．膀胱経の別脈 ──── 陽蹻脈
4．腎経の別脈 ───── 陰維脈

問題 3　陰蹻脈に<u>属さない</u>経穴はどれか。
1．然谷
2．申脈
3．照海
4．交信

問題 4　奇経と関係する経穴の組合せで正しいのはどれか。
1．衝脈 ───── 地倉
2．陽蹻脈 ──── 交信
3．陰蹻脈 ──── 金門
4．陽維脈 ──── 頭臨泣

<u>答え</u>　問題 1：1　問題 2：4　問題 3：2　問題 4：4

JCOPY 498-06936

第 4 章

同じ高さにある腋穴

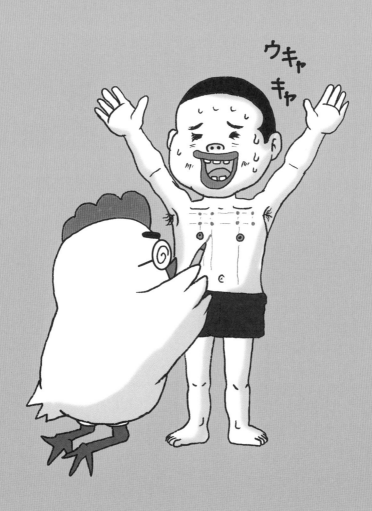

STEP 1　胸腹部

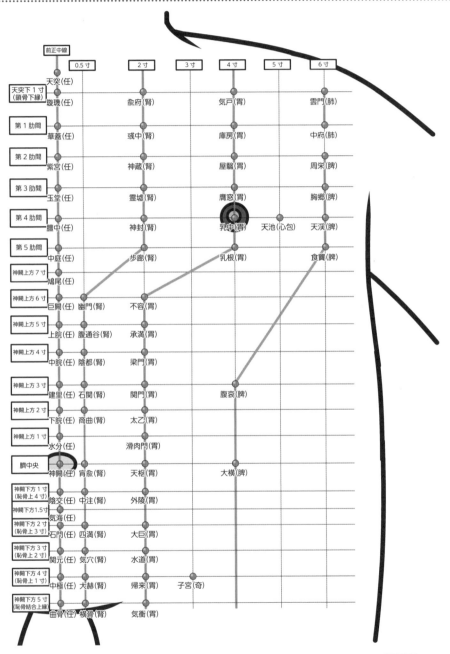

前正中線	0.5寸	2寸	3寸	4寸	5寸	6寸
天突(任)						
璇璣(任)〔天突下1寸(鎖骨下縁)〕		兪府(腎)		気戸(胃)		雲門(肺)
華蓋(任)〔第1肋間〕		彧中(腎)		庫房(胃)		中府(肺)
紫宮(任)〔第2肋間〕		神蔵(腎)		屋翳(胃)		周栄(脾)
玉堂(任)〔第3肋間〕		霊墟(腎)		膺窓(胃)		胸郷(脾)
膻中(任)〔第4肋間〕		神封(腎)		乳中(胃)	天池(心包)	天渓(脾)
中庭(任)〔第5肋間〕		歩廊(腎)		乳根(胃)		食竇(脾)
鳩尾(任)〔神闕上方7寸〕						
巨闕(任)〔神闕上方6寸〕	幽門(腎)	不容(胃)				
上脘(任)〔神闕上方5寸〕	腹通谷(腎)	承満(胃)				
中脘(任)〔神闕上方4寸〕	陰都(腎)	梁門(胃)				
建里(任)〔神闕上方3寸〕	石関(腎)	関門(胃)		腹哀(脾)		
下脘(任)〔神闕上方2寸〕	商曲(腎)	太乙(胃)				
水分(任)〔神闕上方1寸〕		滑肉門(胃)				
神闕(任)〔臍中央〕	肓兪(腎)	天枢(胃)		大横(脾)		
陰交(任)〔神闕下方1寸(恥骨上4寸)〕	中注(腎)	外陵(胃)				
気海(任)〔神闕下方1.5寸〕						
石門(任)〔神闕下方2寸(恥骨上3寸)〕	四満(腎)	大巨(胃)				
関元(任)〔神闕下方3寸(恥骨上2寸)〕	気穴(腎)	水道(胃)				
中極(任)〔神闕下方4寸(恥骨上1寸)〕	大赫(腎)	帰来(胃)	子宮(奇)			
曲骨(任)〔神闕下方5寸(恥骨結合上縁)〕	横骨(腎)	気衝(胃)				

	前正中線	外方0.5寸	外方2寸	外方3寸	外方4寸	外方5寸	外方6寸	ゴロ合わせ
天突下方1寸 (鎖骨下縁)	璇璣(任)		兪府(腎)		気戸(胃)		雲門(肺)	帰んない戦友、 帰国もしない
第1肋間	華蓋(任)		彧中(腎)		庫房(胃)		中府(肺)	一路、加賀に行く 車中
第2肋間	紫宮(任)		神蔵(腎)		屋翳(胃)		周栄(脾)	二時だ！　至急、 心臓を食えい！
第3肋間	玉堂(任)		霊墟(腎)		膺窓(胃)		胸郷(脾)	もう散々、たまに は礼をよそう、 今日から
第4肋間 (乳頭の高さ)	膻中(任)		神封(腎)		乳中(胃)	天池(心包)	天渓(脾)	夜の団地に 浸入中……
第5肋間	中庭(任)		歩廊(腎)		乳根(胃)		食竇(脾)	御殿の中庭を 掘ろう！　乳食べて
神闕上方7寸	鳩尾(任)							ななっ！ 鳩の尾っぽがない
神闕上方6寸	巨闕(任)	幽門(腎)	不容(胃)					婿ゆうもんは 不要！
神闕上方5寸	上脘(任)	腹通谷(腎)	承満(胃)					五人の上官を 腹痛にしよう！
神闕上方4寸	中脘(任)	陰都(腎)	梁門(胃)					夜中に入んとす 寮の門
神闕上方3寸	建里(任)	石関(腎)	関門(胃)		腹哀(脾)			3県の石の関門、 不具合
神闕上方2寸	下脘(任)	商曲(腎)	太乙(胃)					逃げた商人、 太ってた
神闕上方1寸	水分(任)		滑肉門(胃)					瞳の水分、 とんで滑らか
臍中央	神闕(任)	肓兪(腎)	天枢(胃)		大横(脾)			平素心血注ぐも こうゆう点数だよう
神闕下方1寸 (恥骨上4寸)	陰交(任)	中注(腎)	外陵(胃)					一羽のインコ 宙返り
神闕下方1.5寸	気海(任)							イチゴは木かい？
神闕下方2寸 (恥骨上3寸)	石門(任)	四満(腎)	大巨(胃)					二尺の縞鯛
神闕下方3寸 (恥骨上2寸)	関元(任)	気穴(腎)	水道(胃)					ミカンの木に水道
神闕下方4寸 (恥骨上1寸)	中極(任)	大赫(腎)	帰来(胃)	子宮(奇)				シチューが 大嫌いな子
神闕下方5寸 (恥骨結合上縁)	曲骨(任)	横骨(腎)	気衝(胃)					誤差？ 曲がった横木

ゴロ合わせ！　〈胸腹部　同じ高さにある経穴〉

天突下1寸（鎖骨下縁）	（鎖骨下縁）　　（璇璣）（兪府） **帰んない戦友、** （気戸）（雲門） **帰国もしない**	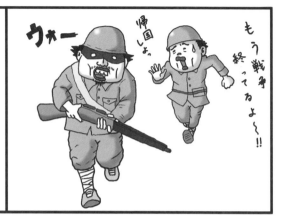
第1肋間	（第1肋間）　（華蓋）　　（彧中） **一路、加賀に行く** （庫房）（中府） **車中**	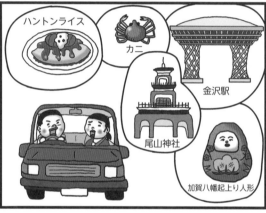　ハントンライス　カニ　金沢駅　尾山神社　加賀八幡起上り人形
第2肋間	（第2肋間）　　　（紫宮） **二時だ！　至急、** （神蔵）　（屋翳）（周栄） **心臓を食えい！**	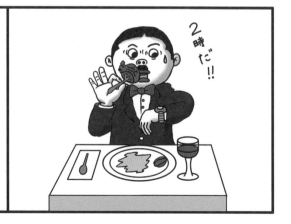

第3肋間	（第3肋間）（玉堂） もう散々、たまには （霊墟）（膺窓） 礼を　よそう、 （胸郷） 今日から	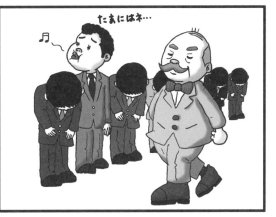
第4肋間	（第4肋間）（瞳中） 夜の　団地に （神封）（乳中）（天池）（天渓） 侵入中……	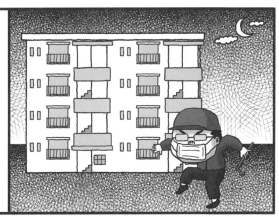
第5肋間	（第5肋間） 御殿の （中庭）（歩廊） 中庭を　掘ろう！ （乳根）（食竇） 乳　食べて	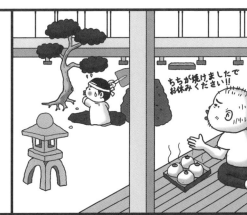

神闕上方7寸

（神闕上方7寸）
ななっ！
（鳩尾）　　　　　＜経穴なし＞
鳩の尾っぽが　ない

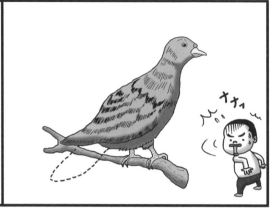

神闕上方6寸

（神闕上方6寸）（巨闕）
婿
（幽門）　　　　（不容）
ゆうもんは　不要！

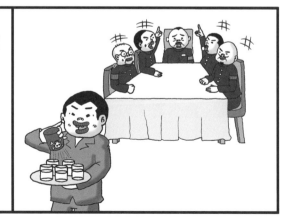

神闕上方5寸

（神闕上方5寸）　　　　（上脘）
五人の　上官を
（腹通谷）　　　（承満）
腹痛に　しよう！

JCOPY 498-06936

神闕上方4寸

（神闕上方4寸）　（中脘）
夜　中に

（陰都）　　　　　（梁門）
入んとす　寮の門

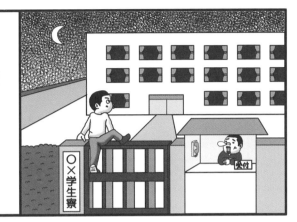

神闕上方3寸

（神闕上方3寸）　（建里）
3　県の

（石関）　（関門）　　（腹哀）
石の関門、不具合

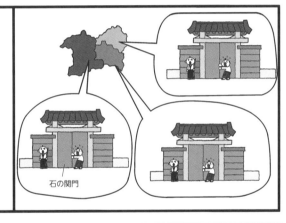

石の関門

神闕上方2寸

（神闕上方2寸）　（下脘）
逃　げた

（商曲）　　（太乙）
商人、太ってた

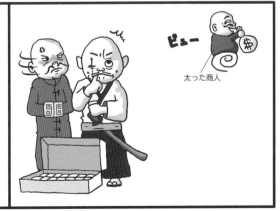

ピュー

太った商人

神闕上方1寸

（神闕上方1寸）
（水分）
瞳の　水分、

＜経穴なし＞
（滑肉門）
とんで　滑らか

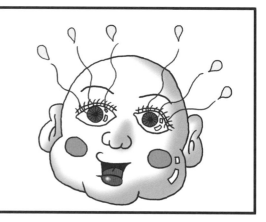

臍中央

（臍中央）
（神闕）
平素　心血注ぐも

（肓兪）
（天枢）
こうゆう　点数

（大横）
だよう

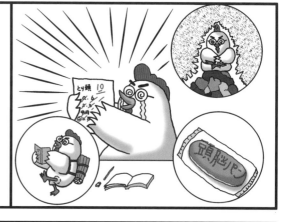

神闕下方1寸（恥骨上4寸）

（神闕下方1寸）
（陰交）
1羽の　インコ

（中注）（外陵）
宙返り

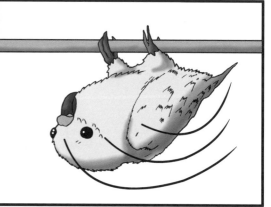

JCOPY 498-06936

神闕下方1.5寸	（神闕下方1.5寸） **イチゴは** （気海） **木かい？**	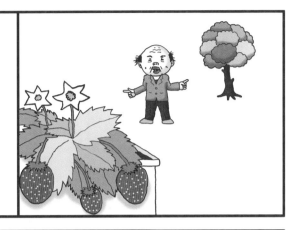
神闕下方2寸（恥骨上3寸）	（神闕下方2寸）（石門） **2 尺の** （四満）（大巨） **縞鯛**	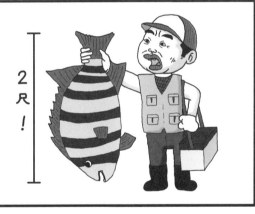
神闕下方3寸（恥骨上2寸）	（神闕下方3寸）　（関元） **ミ カンの** （気穴）　（水道） **木に　水道**	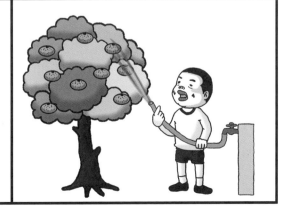

神闕下方４寸（恥骨上１寸）	（神闕下方4寸）（中極） **シ　チューが** （大赫）（帰来）（子宮） **大嫌いな子**	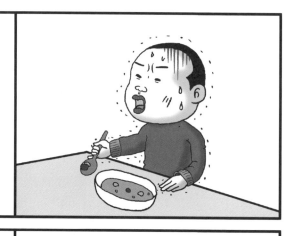
神闕下方５寸（恥骨結合上縁）	（神闕下方5寸）（曲骨） **誤差？　曲がった** （横骨）（気衝） **横　木**	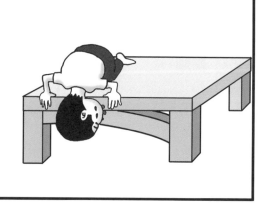

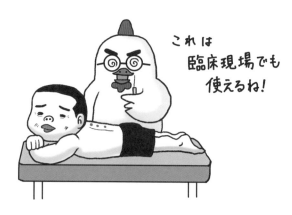

これは
臨床現場でも
使えるね！

JCOPY 498-06936

STEP 2 背腰部

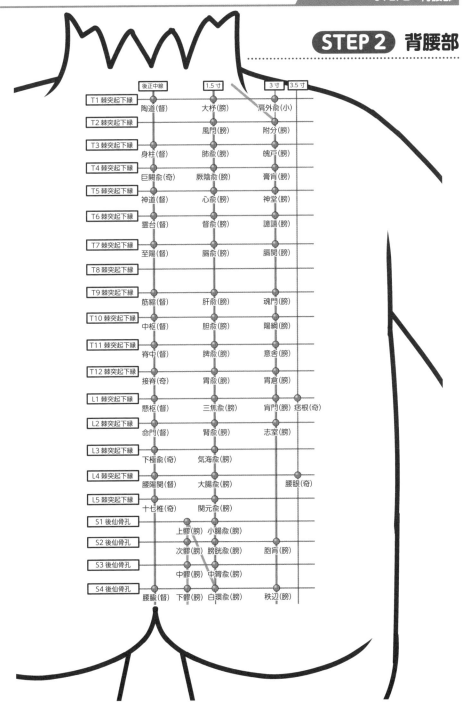

	後正中線		外方 1.5 寸	外方 3 寸	外方 3.5 寸	ゴロ合わせ
T1 棘突起下縁	陶道(督)		大杼(膀)	肩外兪(小)		1 番の東大は圏外
T2 棘突起下縁			風門(膀)	附分(膀)		似ない夫婦
T3 棘突起下縁	身柱(督)		肺兪(膀)	魄戸(膀)		見よ！　身中に肺が 8 個
T4 棘突起下縁	巨闕兪(奇)		厥陰兪(膀)	膏肓(膀)		しーっ！　コケるは結構
T5 棘突起下縁	神道(督)		心兪(膀)	神堂(膀)		五郎の振動で親友が しんどい
T6 棘突起下縁	霊台(督)		督兪(膀)	譩譆(膀)		無理な例題、得意！
T7 棘突起下縁	至陽(督)		膈兪(膀)	膈関(膀)		質屋で昇格した閣下
T8 棘突起下縁						鉢がない
T9 棘突起下縁	筋縮(督)		肝兪(膀)	魂門(膀)		キュウリ、金柑がこんもり
T10 棘突起下縁	中枢(督)		胆兪(膀)	陽綱(膀)		途中で痰吐く陽子
T11 棘突起下縁	脊中(督)		脾兪(膀)	意舎(膀)		いちいち脊柱の冷えは 医者へ！
T12 棘突起下縁	接脊(奇)		胃兪(膀)	胃倉(膀)		胃にせっせといいソーダ
L1 棘突起下縁	懸枢(督)		三焦兪(膀)	肓門(膀)	痞根(奇)	一見、三高も非婚
L2 棘突起下縁	命門(督)		腎兪(膀)	志室(膀)		兄さん名人志す
L3 棘突起下縁	下極兪(奇)		気海兪(膀)			みよちゃんは結局機械……
L4 棘突起下縁	腰陽関(督)		大腸兪(膀)		腰眼(奇)	4 つ羊羹頂戴よう！
L5 棘突起下縁	十七椎(奇)		関元兪(膀)			五十七歳、歓迎！

	後正中線	仙骨孔部	正中仙骨稜 外方 1.5 寸	正中仙骨稜 外方 3 寸	ゴロ合わせ
S1 後仙骨孔		上髎(膀)	小腸兪(膀)		一条君の小腸がない！
S2 後仙骨孔		次髎(膀)	膀胱兪(膀)	胞肓(膀)	2 時に某国の方向へ！
S3 後仙骨孔		中髎(膀)	中膂兪(膀)		三中の旅行、なし！
S4 後仙骨孔	腰兪(督)	下髎(膀)	白環兪(膀)	秩辺(膀)	死後、腰の下から発汗 いっぺんに！

ゴロ合わせ！

T1棘突起下縁	（T1棘突起下縁）（陶道）（大杼） **1番の　東大は** （肩外兪） **圏外**	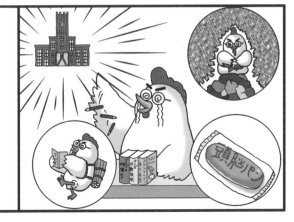
T2棘突起下縁	（T2棘突起下縁）＜経穴なし＞ **似　　　ない** （風門）（附分） **夫婦**	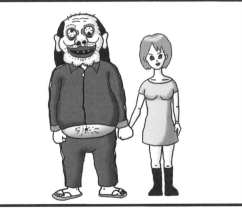
T3棘突起下縁	（T3棘突起下縁）　　（身柱） **見よ！　身中に** （肺兪）　（魄戸） **肺が8個！**	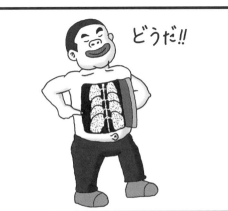

<table>
<tr><td>

T4棘突起下縁

</td><td>

（T4棘突起下縁）
しーっ！
（巨闕腧）　　　（厥陰腧）（膏肓）
コケるは　結　構

</td><td>

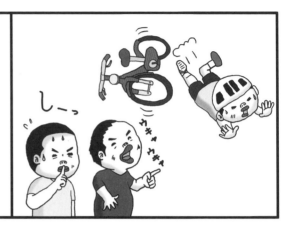

</td></tr>
<tr><td>

T5棘突起下縁

</td><td>

（T5棘突起下縁）　（神道）
五郎の　振動で
（心腧）　　　　（神堂）
親友がしんどい

</td><td>

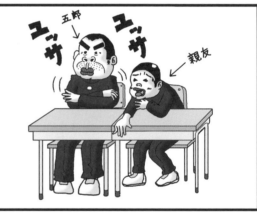

</td></tr>
<tr><td>

T6棘突起下縁

</td><td>

（T6棘突起下縁）（霊台）
無理な例題、
（督腧）（譩譆）
得 意！

</td><td>

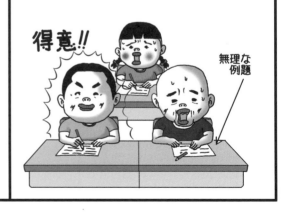

</td></tr>
</table>

T7棘突起下縁	（T7棘突起下縁） **質屋で** （至陽）（膈兪）　　（膈関） **昇格した　閣下**	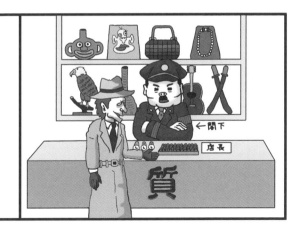

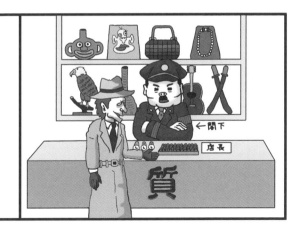

T8棘突起下縁	（T8棘突起下縁）　＜経穴なし＞ **鉢が　　ない**	鉢がない!!

T9棘突起下縁	（T9棘突起下縁） **キュウリ、** （筋縮）（肝兪）　　（魂門） **金柑が　こんもり**	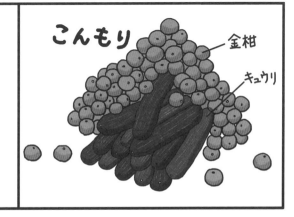

こんもり

金柑

キュウリ

T10棘突起下縁	（T10棘突起下縁）　（中枢） **途　　　中で** （胆兪）　　　（陽綱） **痰吐く　陽子**	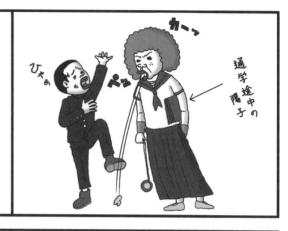
T11棘突起下縁	（T11棘突起下縁）　（脊中） **いちいち　脊柱の** （脾兪）　　　（意舎） **冷えは　医者へ！**	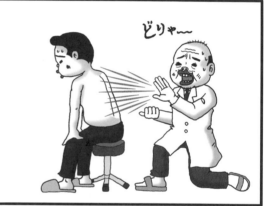
T12棘突起下縁	（T12棘突起下縁）　（接脊） **胃に　　せっせと** （胃兪）（胃倉） **いいソーダ**	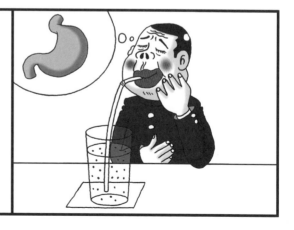

L1棘突起下縁	（L1棘突起下縁）（懸枢） **一　　見、** （三焦兪）（肓門）　（痞根） **三　　高も　非婚**	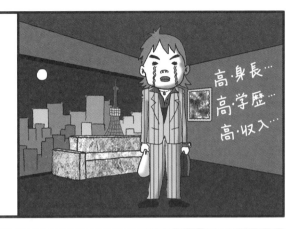
L2棘突起下縁	（L2棘突起下縁） **兄さん** （命門）（腎兪）　（志室） **名人　志す**	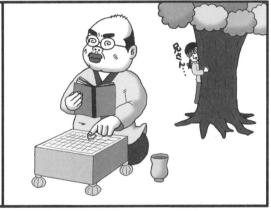
L3棘突起下縁	（L3棘突起下縁） **みよちゃんは** （下極兪）　（気海兪） **結局　機械……**	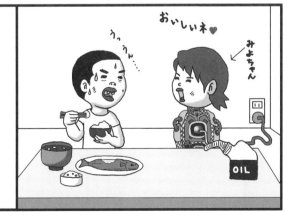

（L4棘突起下縁）（腰陽関）	
4つ　　　羊羹	
（大腸兪）（腰眼）	
頂戴よう！	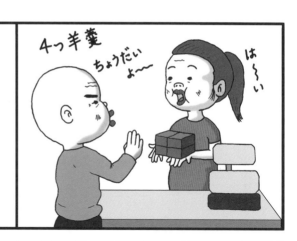

（L5棘突起下縁）（十七椎）	
五　　　十七歳、	
（関元兪）	
歓迎！	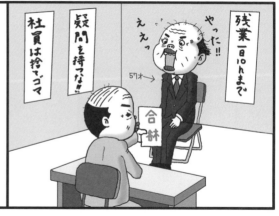

（S1後仙骨孔）（上髎）	
一　　　条君の	
（小腸兪）　　＜経穴なし＞	
小腸が　　　ない！	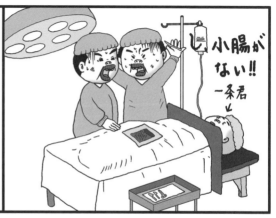

JCOPY　498-06936

S2後仙骨孔	（S2後仙骨孔）（次髎） **2　時に** （膀胱兪）　　（胞肓） **某国の　方向へ！**	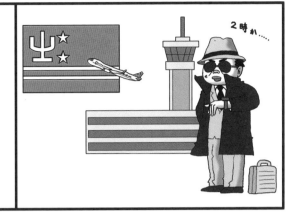
S3後仙骨孔	（S3後仙骨孔）（中髎） **三　中の** （中膂兪）　＜経穴なし＞ **旅行、なし！**	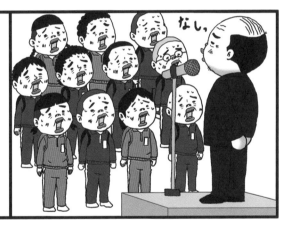
S4後仙骨孔	（S4後仙骨孔） **死後、** （腰兪）　（下髎） **腰の下から** （白環兪）　　（秩辺） **発汗　いっぺんに！**	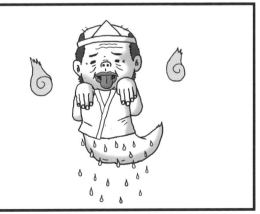

STEP 3　頭部

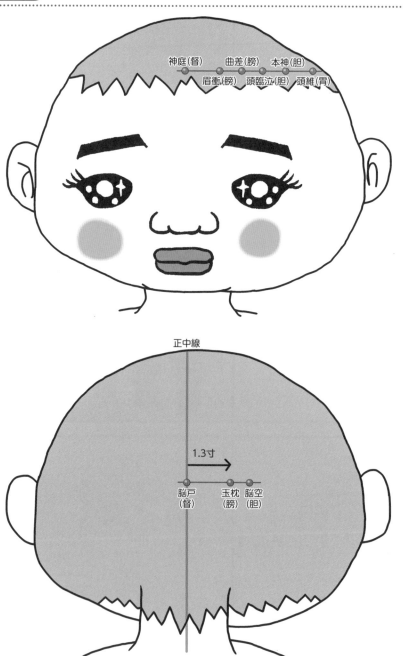

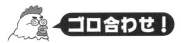

ゴロ合わせ！

	正中線						ゴロ合わせ
頭維と神庭を結ぶライン上	神庭(督)	眉衝(膀)	曲差(膀)	頭臨泣(胆)	本神(胆)	頭維(胃)	心停止で微笑。極左が泣いて、本日遂に！

頭維と神庭を結ぶライン上

（神庭）（眉衝）
心停止で　微笑。
（曲差）（頭臨泣）
極左が　泣いて、
（本神）（頭維）
本日　遂に！

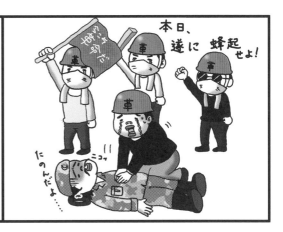

	正中線	外1.3寸		ゴロ合わせ
脳戸と同じ高さ	脳戸(督)	玉枕(膀)	脳空(胆)	濃厚な玉子が脳を喰う！

脳戸と同じ高さ

（脳戸）（玉枕）
濃厚な　玉子が
（脳空）
脳を喰う！

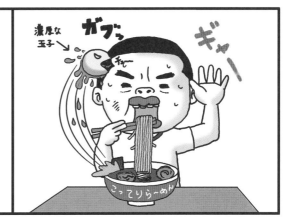

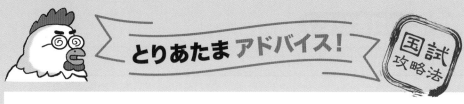

STEP 1　胸腹部

同じ高さにある経穴の組合せ、肋間にある経穴をしっかり覚えよう！

（練習問題）

問題 1　同じ高さにある経穴はどれか。
1．玉堂と神封
2．鳩尾と不容
3．中脘と梁門
4．神闕と滑肉門

問題 2　同じ高さににない経穴はどれか。
1．兪府と雲門
2．神蔵と屋翳
3．石関と腹哀
4．大赫と大巨

問題 3　第 2 肋間にない経穴はどれか。
1．華蓋
2．神蔵
3．屋翳
4．周栄

問題 4　胸郷と同じ高さにある経穴はどれか。
1．庫房
2．霊墟
3．天池
4．承満

答え　問題 1：3　問題 2：4　問題 3：1　問題 4：2

STEP 2　背腰部

同じ高さにある経穴をしっかり覚えよう！
また、背腰部にある経穴の取穴部位を覚えよう！

（練習問題）

問題 1　同じ高さにあるのはどれか。
1．霊台と膈兪
2．神道と膏肓
3．筋縮と魂門
4．十七椎と中膂兪

問題 2　同じ高さにないのはどれか。
1．巨闕兪と心兪
2．至陽と膈関
3．懸枢と肓門
4．下髎と秩辺

JCOPY 498-06936

問題 3 意舎と同じ高さにある経穴はどれか。

1．胃兪

2．気海兪

3．関元兪

4．脾兪

問題 4 取穴法で正しい組合せはどれか。

1．腎兪 ――――― 第 3 腰椎棘突起下縁、外方 1.5 寸

2．陽綱 ――――― 第 10 胸椎棘突起下縁、外方 3 寸

3．風門 ――――― 第 2 胸椎棘突起下縁、外方 3 寸

4．腰眼 ――――― 第 4 胸椎棘突起下縁、外方 3.5 寸

答え　問題 1：3　問題 2：1　問題 3：4　問題 4：2

STEP 3 頭部

頭維と神庭を結ぶライン上にある経穴、脳戸と同じ高さにある経穴を覚えよう！

（練習問題）

問題 1 脳戸の外方 1.3 寸にある経穴はどれか。

1．脳空

2．玉枕

3．強間

4．風池

問題 2 神庭と同じ高さにない経穴はどれか。

1．頭臨泣

2．本神

3．眉衝

4．上星

答え　問題 1：2　問題 2：4

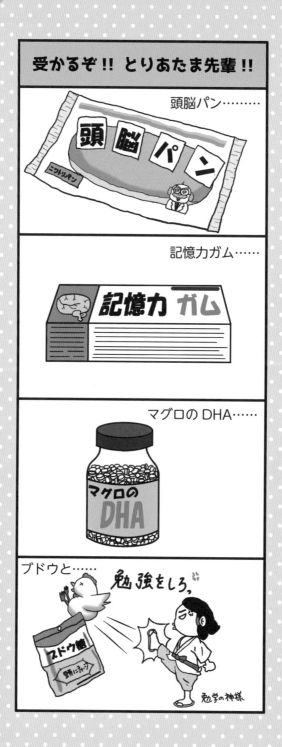

JCOPY 498-06936

第 5 章

経穴と距離

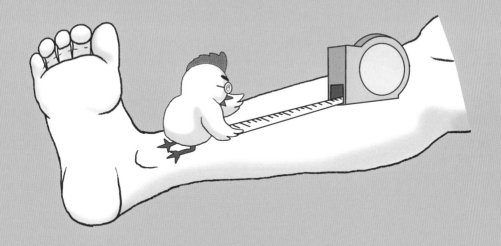

STEP 1　頭顔面部

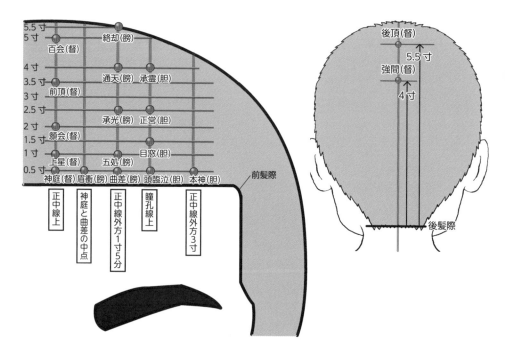

前髪際	督脈 （正中線）	膀胱経 （神庭と曲差の中点）	膀胱経 （外方 1.5 寸）	胆経 （瞳孔線上）	胆経 （外方 3 寸）
後方 5 寸 5 分			絡却		
後方 5 寸	百会				
後方 4 寸			通天	承霊	
後方 3 寸 5 分	前頂				
後方 3 寸					
後方 2 寸 5 分			承光	正営	
後方 2 寸	顖会				
後方 1 寸 5 分				目窓	
後方 1 寸	上星		五処		
後方 0.5 寸	神庭	眉衝	曲差	頭臨泣	本神

後髪際	督脈
上方 5 寸 5 分	後頂
上方 4 寸	強間

JCOPY 498-06936

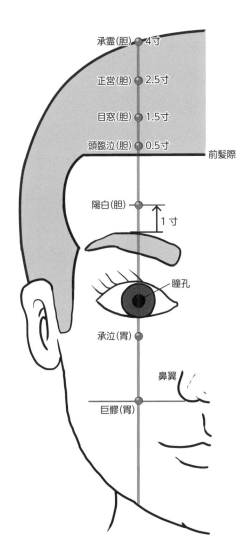

瞳孔線上	
前髪際の後方 4 寸	承霊
前髪際の後方 2 寸 5 分	正営
前髪際の後方 1 寸 5 分	目窓
前髪際の後方 0.5 寸	頭臨泣
眉毛の上方 1 寸	陽白
眼球と眼窩下縁の間	承泣
鼻翼下縁と同じ高さ	巨髎

STEP 2 胸腹部

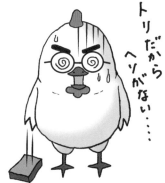

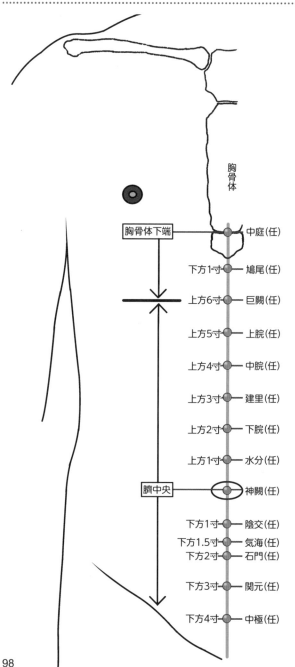

胸骨体下端から	
胸骨体下端	中庭
下方1寸	鳩尾

臍から	
上方6寸	巨闕
上方5寸	上脘
上方4寸	中脘
上方3寸	建里
上方2寸	下脘
上方1寸	水分
中央	神闕
下方1寸	陰交
下方1寸5分	気海
下方2寸	石門
下方3寸	関元
下方4寸	中極

胸骨体

胸骨体下端 — 中庭(任)
下方1寸 — 鳩尾(任)
上方6寸 — 巨闕(任)
上方5寸 — 上脘(任)
上方4寸 — 中脘(任)
上方3寸 — 建里(任)
上方2寸 — 下脘(任)
上方1寸 — 水分(任)
臍中央 — 神闕(任)
下方1寸 — 陰交(任)
下方1.5寸 — 気海(任)
下方2寸 — 石門(任)
下方3寸 — 関元(任)
下方4寸 — 中極(任)

STEP 3 上肢

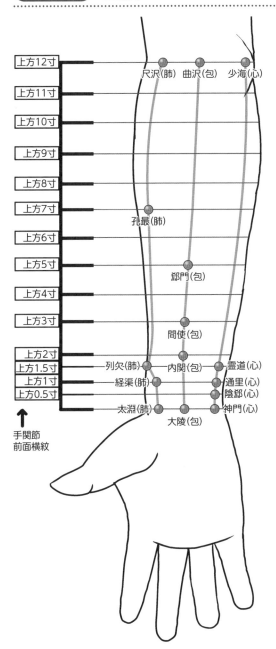

手関節横紋(掌側)から	肺経	心包経	心経
12寸(肘窩横紋上)	尺沢	曲沢	少海
7寸	孔最		
5寸		郄門	
3寸		間使	
2寸		内関	
1寸5分	列欠		霊道
1寸	経渠		通里
0.5寸			陰郄
横紋上	太淵	大陵	神門

上方12寸 — 尺沢(肺) 曲沢(包) 少海(心)
上方11寸
上方10寸
上方9寸
上方8寸
上方7寸 — 孔最(肺)
上方6寸
上方5寸 — 郄門(包)
上方4寸
上方3寸 — 間使(包)
上方2寸
上方1.5寸 — 列欠(肺) 内関(包) 霊道(心)
上方1寸 — 経渠(肺) 通里(心)
上方0.5寸 — 陰郄(心)
太淵(肺) 大陵(包) 神門(心)

↑
手関節
前面横紋

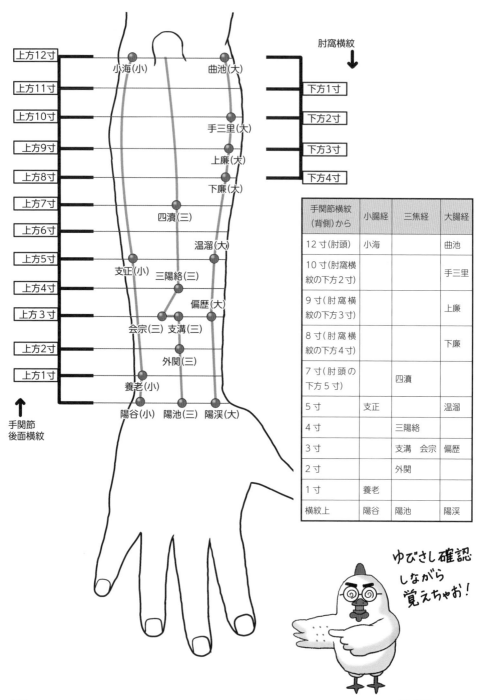

手関節横紋 （背側）から	小腸経	三焦経	大腸経
12寸（肘頭）	小海		曲池
10寸（肘窩横 紋の下方2寸）			手三里
9寸（肘窩横 紋の下方3寸）			上廉
8寸（肘窩横 紋の下方4寸）			下廉
7寸（肘頭の 下方5寸）		四瀆	
5寸	支正		温溜
4寸		三陽絡	
3寸		支溝　会宗	偏歴
2寸		外関	
1寸	養老		
横紋上	陽谷	陽池	陽渓

ゆびさし確認
しながら
覚えちゃお！

STEP 4 下肢

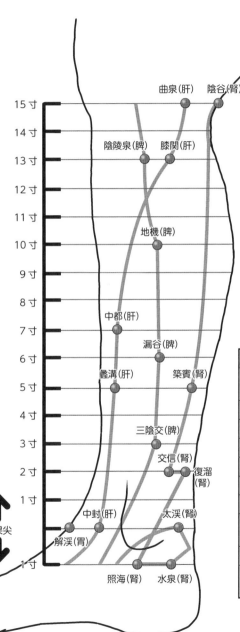

高さ	胃経	脾経	腎経	肝経
膝蓋骨尖 （膝窩横紋）			陰谷	曲泉
内果尖上方 13 寸		陰陵泉		膝関
内果尖上方 10 寸		地機		
内果尖上方 7 寸				中都
内果尖上方 6 寸		漏谷		
内果尖上方 5 寸			築賓	蠡溝
内果尖上方 3 寸		三陰交		
内果尖上方 2 寸			復溜 交信	
内果尖	解渓		太渓	中封
内果尖下方 1 寸			水泉 照海	

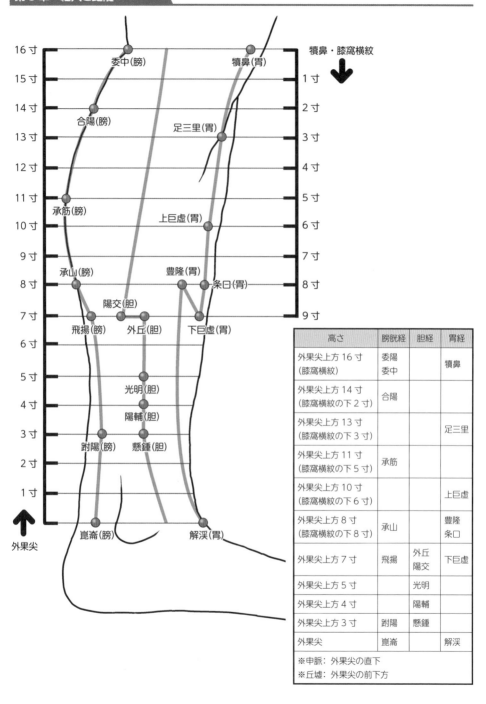

高さ	膀胱経	胆経	胃経
外果尖上方 16 寸 (膝窩横紋)	委陽 委中		犢鼻
外果尖上方 14 寸 (膝窩横紋の下 2 寸)	合陽		
外果尖上方 13 寸 (膝窩横紋の下 3 寸)			足三里
外果尖上方 11 寸 (膝窩横紋の下 5 寸)	承筋		
外果尖上方 10 寸 (膝窩横紋の下 6 寸)			上巨虚
外果尖上方 8 寸 (膝窩横紋の下 8 寸)	承山		豊隆 条口
外果尖上方 7 寸	飛揚	外丘 陽交	下巨虚
外果尖上方 5 寸		光明	
外果尖上方 4 寸		陽輔	
外果尖上方 3 寸	跗陽	懸鍾	
外果尖	崑崙		解渓
※申脈：外果尖の直下			
※丘墟：外果尖の前下方			

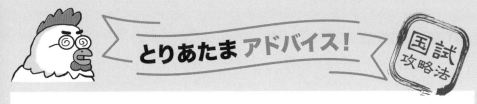

STEP 1 頭顔面部

前髪際、後髪際、瞳孔からの経穴の距離をしっかり覚えよう！

（練習問題）

問題1 経穴の部位で<u>誤っている</u>のはどれか。

1．顖会は前髪際を入ること2寸、正中線上にある。

2．百会は前髪際を入ること5寸、正中線上にある。

3．正営は前髪際を入ること2寸、瞳孔線上にある。

4．承霊は前髪際を入ること4寸、瞳孔線上にある。

問題2 経穴の部位で正しいのはどれか。

1．通天は五処の後3寸にある。

2．百会は上星の後3寸にある。

3．絡却は曲差の後2寸にある。

4．目窓は頭臨泣の後2寸にある。

問題3 瞳孔線上にない経穴はどれか。

1．目窓

2．陽白

3．巨髎

4．瞳子髎

<u>答え</u> 問題1：3 問題2：1 問題3：4

STEP 2　胸腹部

胸骨体下端からの経穴の距離を覚えよう！　また、臍中央（神闕）からの距離（上方・下方）を横並びをゴロ合わせを参照して、しっかり覚えよう！

（練習問題）

問題 1　取穴法で正しいのはどれか。

1．建里は神闕の上方 2 寸に取る。
2．上脘は神闕の上方 4 寸に取る。
3．石門は神闕の上方 2 寸に取る。
4．中極は神闕の下方 4 寸に取る。

問題 2　臍中央より下方にある経穴はどれか。

1．水分
2．気海
3．下脘
4．巨闕

答え　問題 1：4　問題 2：2

STEP 3　上肢

手関節横紋から経穴までの距離、肘窩横紋から経穴までの距離をしっかり覚えよう！

（練習問題）

問題 1　取穴法で正しいのはどれか。

1．内関は大陵の上方 3 寸に取る。
2．通里は神門の上方 1 寸に取る。
3．孔最は太淵の上方 5 寸に取る。
4．三陽絡は陽池の上方 3 寸に取る。

問題 2　手関節横紋からの寸法が同じ経穴の組合せはどれか。

1．間使 ———— 霊道
2．列欠 ———— 陰郄
3．支正 ———— 温溜
4．四瀆 ———— 下廉

問題 3　手関節の上方 3 寸の<u>高さにない</u>経穴はどれか。

1．会宗
2．偏歴
3．支溝
4．手三里

問題 4　手関節横紋から経穴までの距離で正しいのはどれか。

1．外関まで 2 寸
2．四瀆まで 4 寸
3．三陽絡まで 3 寸
4．陰郄まで 3 寸

答え　問題 1：2　問題 2：3　問題 3：4　問題 4：1

STEP 4　下肢

内果尖の高さ（太渓の高さ）、外果尖の高さ（崑崙の高さ）から経穴までの距離をしっかり覚えよう！

（練習問題）

問題 1　取穴法で正しい記述はどれか。

1．漏谷は内果尖の上方 5 寸に取る。

2．交信は内果尖の上方 1 寸に取る。

3．光明は外果尖の上方 4 寸に取る。

4．跗陽は外果尖の上方 3 寸に取る。

問題 2　外果尖の前下方に取る経穴はどれか。

1．丘墟

2．光明

3．条口

4．申脈

問題 3　外果尖の上方 7 寸の<u>高さにない</u>経穴はどれか。

1．下巨虚

2．陽交

3．光明

4．飛揚

<u>答え</u>　問題 1: 4　問題 2: 1　問題 3: 3

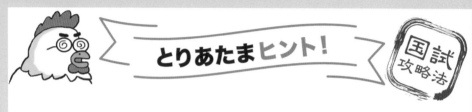

①上肢編

経穴	距離	ヒント
孔最	手関節横紋の上方 7 寸	孔の字の中に「7」が隠れているよ！
支正	手関節横紋の上方 5 寸	正の字の画数は「5」だよ！
間使	手関節横紋の上方 3 寸	間の字の中に「三」が隠れているよ！

②下肢編

経穴	距離	ヒント
足三里	膝関節横紋の下方 3 寸	足三里の「三」⇒3 寸と覚えよう
三陰交	内果尖の高さより 3 寸上方	三陰交の「三」⇒3 寸と覚えよう！※
陽輔	外果尖の高さより 4 寸上方	「ようほ」⇒「よん(4)ほ」と覚えよう！
光明	外果尖の高さより 5 寸上方	「こうめい」＝「ご(5)うめい」と覚えよう！
蠡溝	内果尖の高さより 5 寸上方	「れいこう」＝「れいご(5)う」と覚えよう！
漏谷	内果尖の高さより 6 寸上方	「ろうこく」＝「ろっく(6)」と覚えよう！
外丘	外果尖の高さより 7 寸上方	外丘の「外」の字に「7」が隠れているよ！
上巨虚	膝関節横紋の下方 6 寸	6 という数字は「上」が開いているので 上巨虚と覚えよう！　6
下巨虚	膝関節横紋の下方 9 寸	9 という数字は「下」が開いているので 下巨虚と覚えよう！　9

③おまけ

外果尖の高さより上方 7 寸、腓骨の前方に「外丘」、後方に「陽交」がある。
「外丘」には「マエ」という字が隠れているので腓骨の前方にあると覚えられる。
また「場交」は「陽後」に漢字を置き換えることで腓骨の後方にあると覚えられる。

外丘　腓骨の前(マエ)　　　陽交 ⇒ 陽後　腓骨の後

※三陰交の「三」は、正しくは三陰経と交わるの意

第6章

要穴

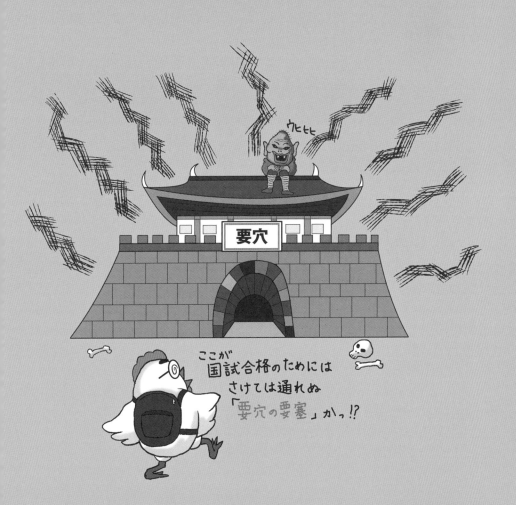

ウヒヒヒ

要穴

ここが
国試合格のためには
さけては通れぬ
「要穴の要塞」かっ!?

STEP 1 五要穴

五要穴とは、診断や治療によく使われる重要な経穴で、原穴、郄穴、絡穴、募穴、兪穴がある。

原穴	原(元)気が集まるところ。原(元)気の状態が現れる。
郄穴	骨や筋の隙間にある。急性症状の反応点、診断点、治療点とされる。
絡穴	他の経脈と連絡する。慢性症状の反応点、診断点、治療点とされる。表裏する経を同時に治療する効果がある。
募穴	臓腑の気が集まるところ。すべて胸腹部にある。
兪穴 (背部兪穴)	臓腑の気が注ぐところ。すべて背腰部(膀胱経上)にある。

		五要穴				
		原穴	郄穴	絡穴	募穴	兪穴
陰経	足の厥陰肝経	太衝	中都	蠡溝	期門(自)	肝兪
	手の少陰心経	神門	陰郄	通里	巨闕(任)	心兪
	足の太陰脾経	太白	地機	公孫	章門(肝)	脾兪
	手の太陰肺経	太淵	孔最	列欠	中府(自)	肺兪
	足の少陰腎経	太渓	水泉	大鐘	京門(胆)	腎兪
	手の厥陰心包経	大陵	郄門	内関	膻中(任)	厥陰兪
陽経	足の少陽胆経	丘墟	外丘	光明	日月(自)	胆兪
	手の太陽小腸経	腕骨	養老	支正	関元(任)	小腸兪
	足の陽明胃経	衝陽	梁丘	豊隆	中脘(任)	胃兪
	手の陽明大腸経	合谷	温溜	偏歴	天枢(胃)	大腸兪
	足の太陽膀胱経	京骨	金門	飛揚	中極(任)	膀胱兪
	手の少陽三焦経	陽池	会宗	外関	石門(任)	三焦兪
その他			交信(陰蹻脈)	長強(督脈)	自経上3 他経上3 任脈上6	
			跗陽(陽蹻脈)	鳩尾(任脈)		
			築賓(陰維脈)	大包(脾の大絡)		
			陽交(陽維脈)			

原穴

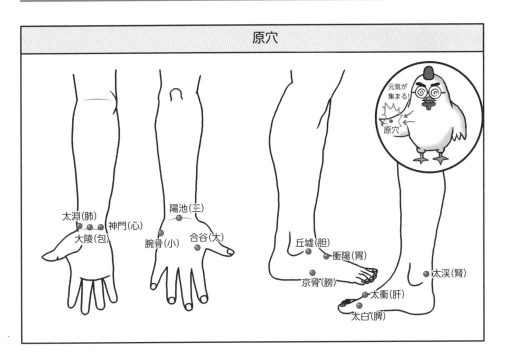

郄穴

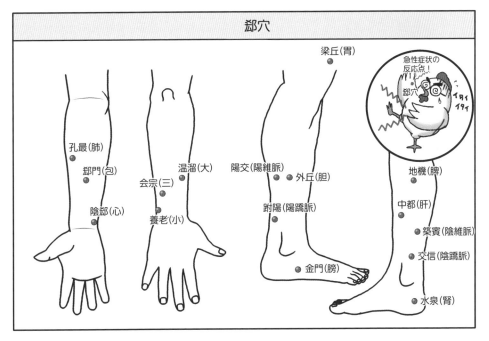

絡穴

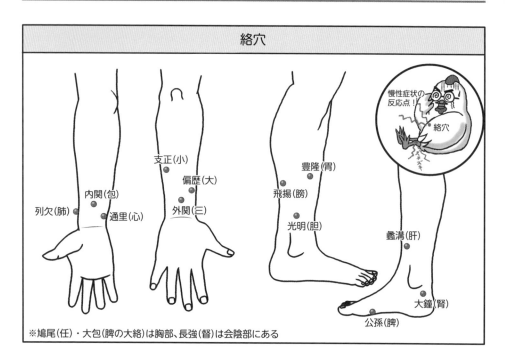

列欠(肺)　内関(包)　通里(心)　支正(小)　偏歴(大)　外関(三)　豊隆(胃)　飛揚(膀)　光明(胆)　蠡溝(肝)　大鐘(腎)　公孫(脾)

慢性症状の反応点！　絡穴

※鳩尾(任)・大包(脾の大絡)は胸部、長強(督)は会陰部にある

募穴

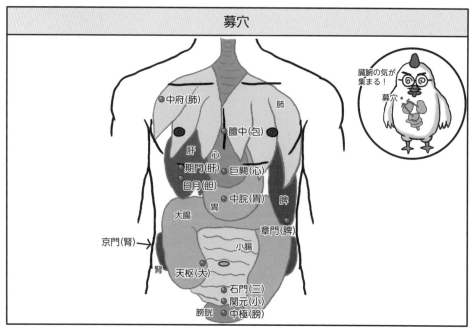

中府(肺)　肺　膻中(包)　肝　心　期門(肝)　巨闕(心)　日月(胆)　中脘(胃)　脾　胃　大腸　章門(脾)　京門(腎)　小腸　腎　天枢(大)　石門(三)　関元(小)　膀胱　中極(膀)

臓腑の気が集まる！　募穴

● 原穴

陰経の原穴

大将の 指紋は
白い 円形だよ！

タイショウの	太衝	肝経
シモンは	神門	心経
シロい	太白	脾経
エン	太淵	肺経
ケイ	太渓	腎経
ダヨ	大陵	心包経

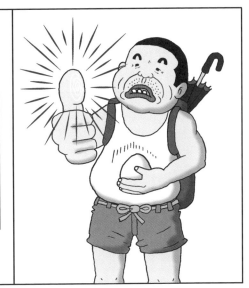

陽経の原穴

灸は 正午に 稽古よー！

キュウ	丘墟	胆経
ハ(ワ)	腕骨	小腸経
ショウ	衝陽	胃経
ゴに	合谷	大腸経
ケイコ	京骨	膀胱経
ヨー	陽池	三焦経

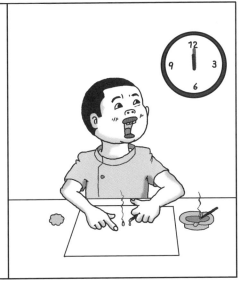

● 郄穴

陰経の郄穴

中東で インチキ。
香水を ゲット！

チュウトうで	中都	肝経
イン	陰郄	心経
チキ	地機	脾経
コウ	孔最	肺経
スイを	水泉	腎経
げっと	郄門	心包経

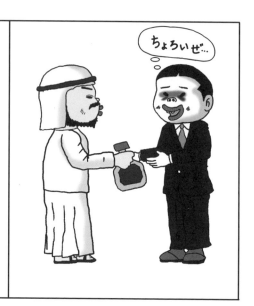

陽経の郄穴

外洋に お金、
女、 金塊！

ガイ	外丘	胆経
ヨウに	養老	小腸経
オカね	梁丘	胃経
オンな	温溜	大腸経
キン	金門	膀胱経
カイ	会宗	三焦経

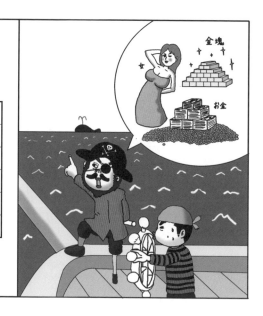

奇経八脈の郄穴

交信不要な 地区に 陽光

コウシン	交信	陰蹻脈
フヨウな	跗陽	陽蹻脈
チクに	築賓	陰維脈
ヨウコウ	陽交	陽維脈

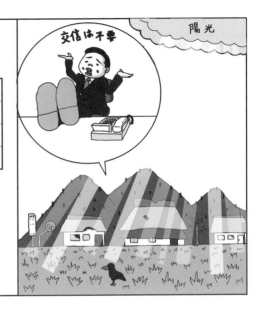

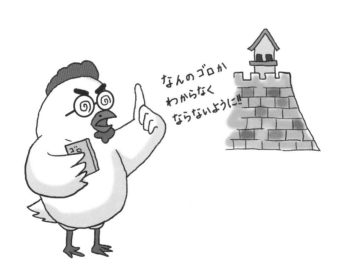

なんのゴロか
わからなく
ならないように!!

● 絡穴

陰経の絡穴

レイコが 通った
孫の列に 大小ない

レイコが	蠡溝	肝経
トオった	通里	心経
マゴの	公孫	脾経
レツに	列欠	肺経
ダイショウ	大鐘	腎経
ナイ	内関	心包経

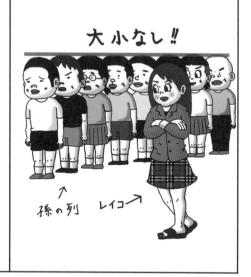

大 小 なし‼

孫の列　レイコ→

陽経の絡穴

講師が 法隆寺で
変な 被害

コウ	光明	胆経
シが	支正	小腸経
ホウリュウじで	豊隆	胃経
ヘンな	偏歴	大腸経
ヒ	飛揚	膀胱経
ガイ	外関	三焦経

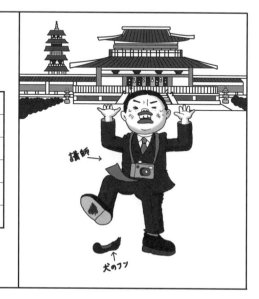

講師→

犬のフン

その他の絡穴

超強い 鳩に 大砲！

チョウツヨイ	長強	督脈
ハトに	鳩尾	任脈
タイホウ	大包	脾の大絡

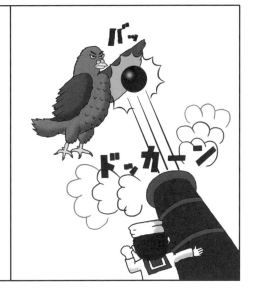

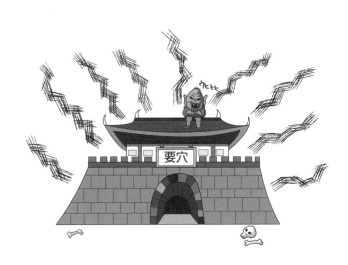

● 募穴

陰経の募穴

キモい 巨人が、
焼酎飲んで 教壇へ！

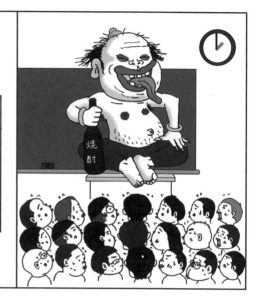

キモい	期門(自)	肝経
キョじんが	巨闕(任)	心経
ショウ	章門(肝)	脾経
チュウのんで	中府(自)	肺経
キョウ	京門(胆)	腎経
ダンへ	膻中(任)	心包経

陽経の募穴

日韓の 中間に
天と 中国の 石門

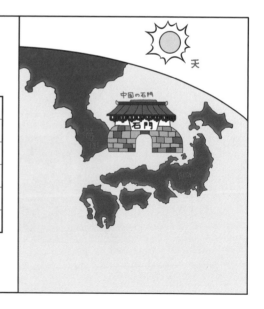

ニッ	日月(自)	胆経
カンの	関元(任)	小腸経
チュウカンに	中脘(任)	胃経
テンと	天枢(胃)	大腸経
チュウゴクの	中極(任)	膀胱経
セキモン	石門(任)	三焦経

JCOPY 498-06936

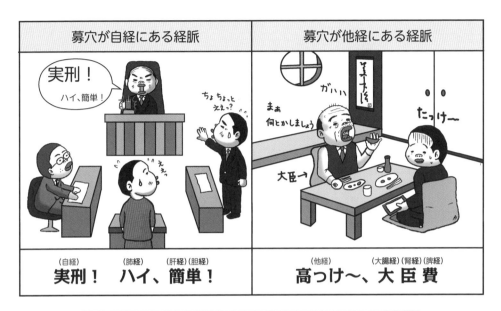

募穴が自経にある経脈	肺経、肝経、胆経	実刑！　ハイ、簡単！
募穴が他経にある経脈	大腸経、腎経、脾経	高っけ～、大臣費
募穴が任脈にある経脈	心経、心包経、小腸経、 胃経、膀胱経、三焦経	

※募穴が任脈上にある経脈は、「上記以外の経脈」と覚えましょう

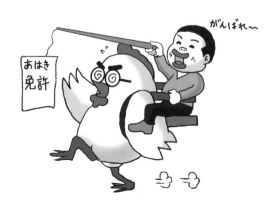

STEP 2 五兪穴・五行穴

五兪穴・五行穴とは、肘から下、膝から下にある十二経脈上の経穴のうち、五行の性質が付されているもの。井穴、榮穴、兪穴、経穴、合穴がある。

五兪穴	性質	主治	属	
			陰	陽
井穴	脈気が出るところ	心下満(心窩部の膨満感、緊張)	木	金
榮穴	脈気が溜るところ	身熱(身体の熱)	火	水
兪穴	脈気が注ぐところ	体重節痛(関節痛、重だるさ)	土	木
経穴	脈気が行くところ	喘咳寒熱(呼吸困難、咳、悪寒、発熱)	金	火
合穴	脈気が入るところ	逆気して泄する(逆気: のぼせ 泄: もらすこと)	水	土

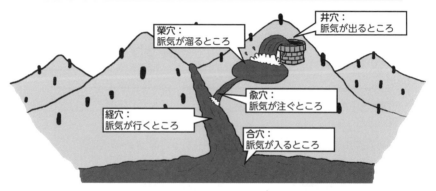

井穴：
脈気が出るところ

榮穴：
脈気が溜るところ

兪穴：
脈気が注ぐところ

経穴：
脈気が行くところ

合穴：
脈気が入るところ

経名	井(木)穴	榮(火)穴	兪(土)穴	経(金)穴	合(水)穴
足の厥陰肝経	大敦	行間	太衝	中封	曲泉
手の少陰心経	少衝	少府	神門	霊道	少海
足の太陰脾経	隠白	大都	太白	商丘	陰陵泉
手の太陰肺経	少商	魚際	太淵	経渠	尺沢
足の少陰腎経	湧泉	然谷	太渓	復溜	陰谷
手の厥陰心包経	中衝	労宮	大陵	間使	曲沢

経名	井(金)穴	榮(水)穴	兪(木)穴	経(火)穴	合(土)穴
足の少陽胆経	足竅陰	侠渓	足臨泣	陽輔	陽陵泉
手の太陽小腸経	少沢	前谷	後渓	陽谷	小海
足の陽明胃経	厲兌	内庭	陥谷	解渓	足三里
手の陽明大腸経	商陽	二間	三間	陽渓	曲池
足の太陽膀胱経	至陰	足通谷	束骨	崑崙	委中
手の少陽三焦経	関衝	液門	中渚	支溝	天井

JCOPY 498-06936

井穴

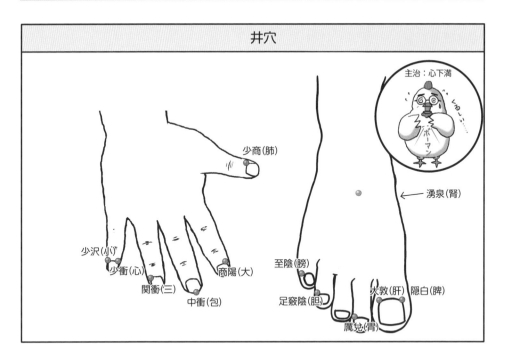

主治：心下満

少商(肺)

湧泉(腎)

少沢(小)
少衝(心)
関衝(三)
中衝(包)
商陽(大)

至陰(膀)
足竅陰(胆)
厲兌(胃)
大敦(肝)　隠白(脾)

榮穴

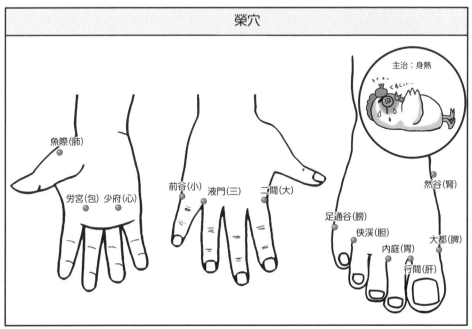

主治：身熱

魚際(肺)

然谷(腎)

労宮(包)　少府(心)
前谷(小)
液門(三)
二間(大)

足通谷(膀)
侠渓(胆)
内庭(胃)
行間(肝)
大都(脾)

兪穴

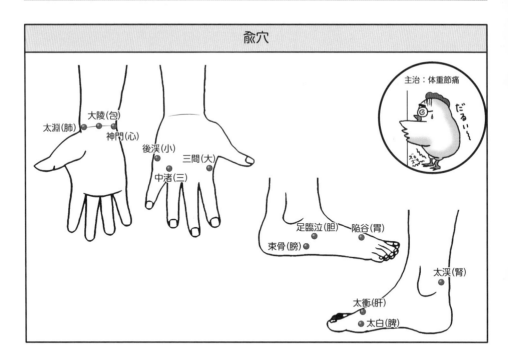

主治：体重節痛

太淵(肺)　大陵(包)　神門(心)　後渓(小)　三間(大)　中渚(三)
足臨泣(胆)　陥谷(胃)　束骨(膀)　太渓(腎)　太衝(肝)　太白(脾)

経穴

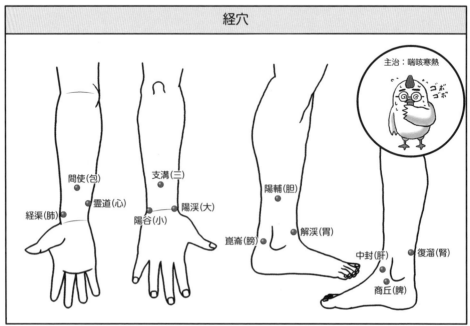

主治：喘咳寒熱

間使(包)　支溝(三)　霊道(心)　経渠(肺)　陽谷(小)　陽渓(大)
陽輔(胆)　崑崙(膀)　解渓(胃)　中封(肝)　商丘(脾)　復溜(腎)

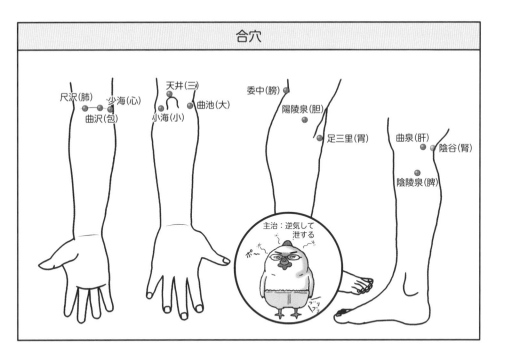

合穴

尺沢(肺)　少海(心)
曲沢(包)

天井(三)
小海(小)　曲池(大)

委中(膀)
陽陵泉(胆)
足三里(胃)

曲泉(肝)　陰谷(腎)
陰陵泉(脾)

主治：逆気して泄する

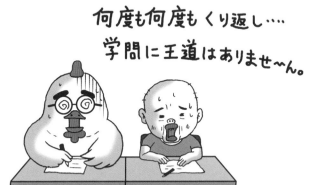

何度も何度もくり返し‥‥
学問に王道はありませ～ん。

● 井穴

井(木)穴

大きな敦、
「少々 インパクトが
少ない！」と
有線で 中傷

オオきなアツシ	大敦	肝経
ショウショウ	少衝	心経
インパクとが	隠白	脾経
スクナいと	少商	肺経
ユウセンで	湧泉	腎経
チュウショウ	中衝	心包経

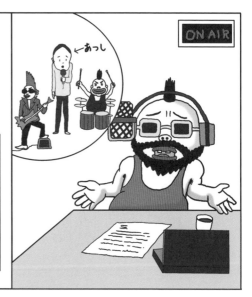

井(金)穴

教員の ショウタ君、
冷笑しながら
試飲を 観賞

キョウインの	足竅陰	胆経
ショウタくん	少沢	小腸経
レイ	厲兌	胃経
ショウしながら	商陽	大腸経
シインを	至陰	膀胱経
カンショウ	関衝	三焦経

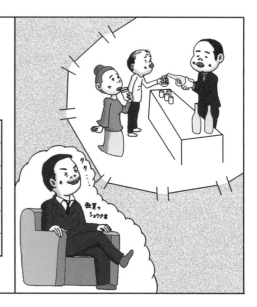

JCOPY 498-06936

● 榮穴

榮(火)穴

高価な 娼婦、
大都会で 玉砕……。
全国で 労働。

コウカな	行間	肝経
ショウフ	少府	心経
ダイトかいで	大都	脾経
ギョくサイ	魚際	肺経
ゼンコクで	然谷	腎経
ロウどう	労宮	心包経

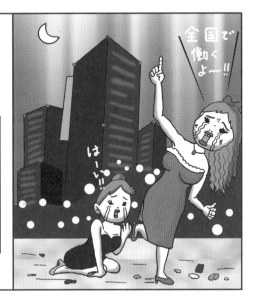

榮(水)穴

今日、全国の 内定者に
時間を 通告……。
駅で悶絶！

キョウ	侠渓	胆経
ゼンコクの	前谷	小腸経
ナイテイしゃに	内庭	胃経
ジカンを	二間	大腸経
ツウコク	足通谷	膀胱経
エキでモンぜつ	液門	三焦経

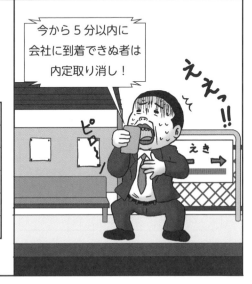

● 兪穴

兪(土)穴

大将の 指紋は 白い 円形だよ！

タイショウの	太衝	肝経
シモンは	神門	心経
シロい	太白	脾経
エン	太淵	肺経
ケイ	太渓	腎経
ダヨ	大陵	心包経

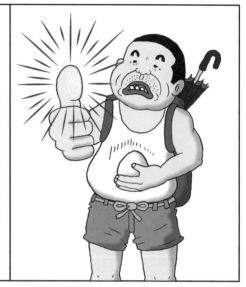

兪(木)穴

リンゴと 韓国の ミカンで ソッコーで、昼食

リン	足臨泣	胆経
ゴと	後渓	小腸経
カンコクの	陥谷	胃経
ミカンで	三間	大腸経
ソッコーで	束骨	膀胱経
チュウショク	中渚	三焦経

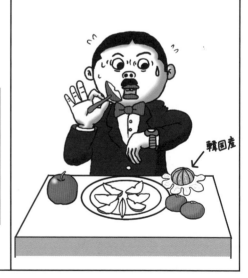

韓国産

JCOPY 498-06936

● 経穴

経(金)穴

中が 零度の
ショーケースを
福龍が 監視

ナカが	中封	肝経
レイドの	霊道	心経
ショウ	商丘	脾経
ケーすを	経渠	肺経
フクリュウが	復溜	腎経
カンシ	間使	心包経

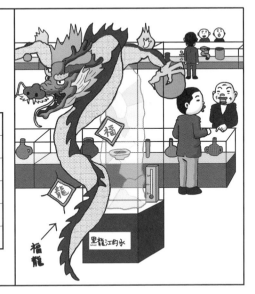

経(火)穴

陽輔と 陽子は 会計で
よう（よく） 口論 します

ヨウスケと	陽輔	胆経
ヨウコは	陽谷	小腸経
カイケイで	解渓	胃経
ヨウ	陽渓	大腸経
コうロン	崑崙	膀胱経
シます	支溝	三焦経

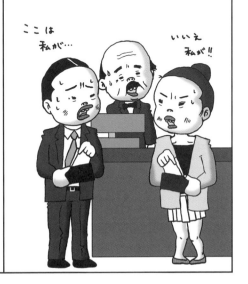

● 合穴

合(水)穴

曲 紹介、遠慮せん
癪な インコが 極端に！

キョク	曲泉	肝経
ショウカイ	少海	心経
エンリョセン	陰陵泉	脾経
シャクな	尺沢	肺経
インコが	陰谷	腎経
キョクタんに	曲沢	心包経

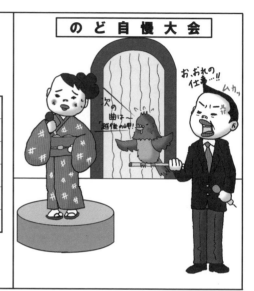

合(土)穴

容量の 小さい海を
三里先の 極地に 移転

ヨウリョウの	陽陵泉	胆経
チイサイウミを	小海	小腸経
サンリさきの	足三里	胃経
キョクチに	曲池	大腸経
イ	委中	膀胱経
テン	天井	三焦経

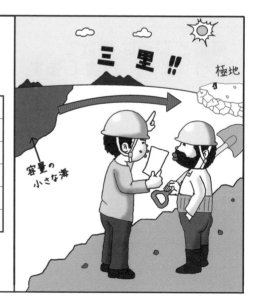

JCOPY 498-06936

STEP 3 その他の要穴

①四総穴

四総穴(しそうけつ)とは、身体を4分割し、それぞれの部位を主治する穴のこと。

身体の部位	治療穴
肚腹(とふく)(腹部)の病	足三里(胃経)
腰背(腰背部)の病	委中(膀胱経)
面口・面目(顔面部)の病	合谷(大腸経)
頭項(頭部、後頚部)の病	列欠(肺経)

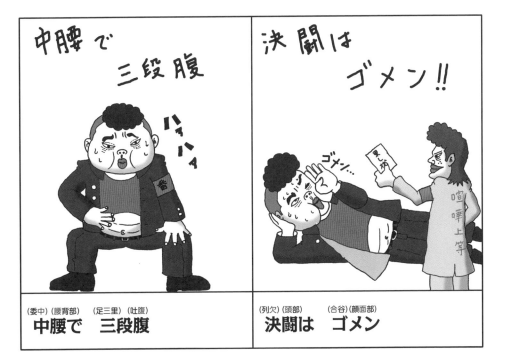

(委中)(腰背部) (足三里)(肚腹)
中腰で 三段腹

(列欠)(頭部) (合谷)(顔面部)
決闘は ゴメン

②八脈交会穴（八総穴、八宗穴）

はちみゃくこうえけつ　はっそうけつ　　はっそうけつ
八脈交会穴（八総穴、八宗穴）とは、2つの奇経の上肢、下肢に存在する宗穴（治療穴）を組合せて治療に用いるものである。

（衝脈）公孫 ———	内関（陰維脈）
（帯脈）足臨泣 ———	外関（陽維脈）
（督脈）後渓 ———	申脈（陽蹻脈）
（任脈）列欠 ———	照海（陰蹻脈）

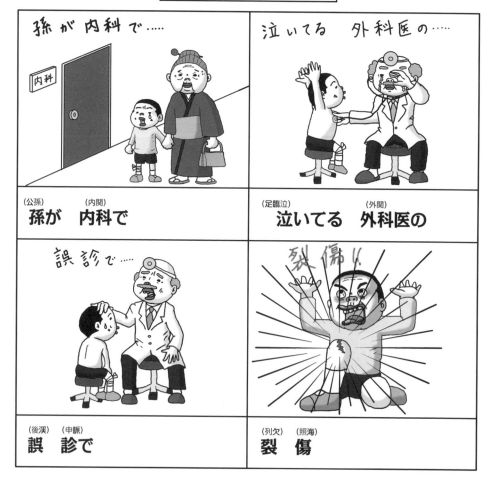

③八会穴

八会穴とは、臓、腑、筋、髄、血、骨、脈、気、それぞれの気が聚る場所。例えば臓の病は臓会の章門を治療穴に使い、筋の病は筋会である陽陵泉を使用する。

臓会	章門
気会	膻中
筋会	陽陵泉
髄会	懸鐘

腑会	中脘
血会	膈兪
骨会	大杼
脈会	太淵

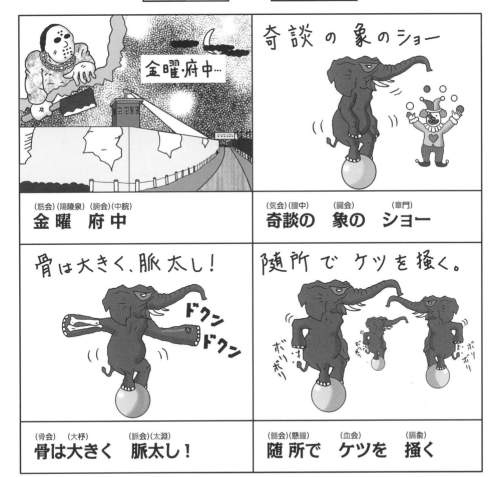

金曜・府中…

奇談 の 象 の ショー

（筋会）（陽陵泉）（腑会）（中脘）
金曜　府中

（気会）（膻中）　（臓会）　　（章門）
奇談の　象の　ショー

骨は大きく、脈太し！
ドクン
ドクン

随所 で ケツを 掻く。

（骨会）　（大杼）　　（脈会）（太淵）
骨は大きく　脈太し！

（髄会）（懸鐘）　　（血会）　　　（膈兪）
随所で　ケツを　掻く

④下合穴

しもごうけつ
下合穴は全て下肢にあり、六腑が病んでいる際に反応が現れる穴である。

胆の合	陽陵泉
小腸の合	下巨虚
胃の合	足三里
大腸の合	上巨虚
膀胱の合	委中
三焦の合	委陽

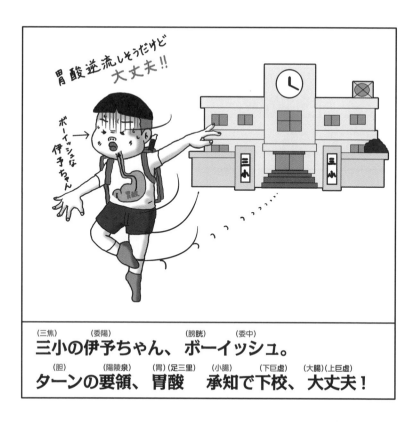

（三焦）　　（委陽）　　　　（膀胱）　　（委中）
三小の伊予ちゃん、ボーイッシュ。
（胆）　（陽陵泉）　　（胃）（足三里）　（小腸）　　（下巨虚）　（大腸）（上巨虚）
ターンの要領、胃酸　承知で下校、大丈夫！

JCOPY　498-06936

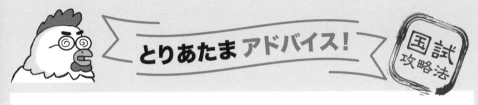

STEP 1 五要穴

五要穴の特徴(「原気が集まるところ」や、「急性症状の治療に用いる」など)をしっかり覚えよう！ また、各経脈に所属する五要穴を覚え、それらの取穴部位もチェックしておこう！

（練習問題）

問題1 五要穴で急性症状に用いるのに適しているのはどれか。

1．原穴
2．絡穴
3．郄穴
4．募穴

問題2 五要穴で慢性症状に用いるのに適した経穴の部位はどれか。

1．前腕前外側、尺沢と太淵を結ぶ線上、手関節掌側横紋の上方7寸
2．前腕前内側、尺側手根屈筋腱の橈側縁、手関節掌側横紋上
3．前腕後内側、尺骨内縁と尺側手根屈筋の間、手関節背側横紋の上方5寸
4．前腕前面、長掌筋腱と橈側手根屈筋腱の間、手関節横紋の上方3寸

問題3 上肢にある絡穴の部位はどれか。

1．肘前部、肘窩横紋上、上腕二頭筋腱外方の陥凹部
2．前腕後外側、陽渓と曲池を結ぶ線上、手関節背側横紋の上方5寸
3．前腕後内側、尺骨頭橈側の陥凹部、手関節背側横紋の上方1寸
4．前腕前面、長掌筋腱と橈側手根屈筋腱の間、手関節横紋の上方2寸

問題4 五要穴で元気が集まるのはどれか。

1．照海
2．丘墟
3．崑崙
4．解渓

問題5　陰維脈の郄穴はどれか。

1．陽交
2．交信
3．跗陽
4．築賓

問題6　自経に<u>募穴がない</u>のはどれか。

1．手の太陰経
2．足の太陽経
3．足の厥陰経
4．足の少陽経

問題7　最も低い位置にあるのはどれか。

1．脾の募穴
2．三焦の募穴
3．膀胱の募穴
4．肝の募穴

問題8　任脈上に募穴がある経脈はどれか。

1．心包経
2．肺経
3．大腸経
4．肝経

<u>答え</u>

問題1：3　問題2：3　問題3：4　問題4：2　問題5：4
問題6：2　問題7：3　問題8：1

JCOPY 498-06936

STEP 2 五兪穴・五行穴

五兪穴・五行穴の特徴（「脈気が出るところ」や、「脈気が注ぐところ」など）、主治（心下満や体重節痛など）をしっかり覚えよう！
また、各経脈に所属する五要穴を覚え、それらの取穴部位もチェックしておこう！

（練習問題）

問題1 五兪穴（五行穴）で脈気が
入る穴はどれか。

1．井穴
2．兪穴
3．経穴
4．合穴

問題2 五兪穴（五行穴）で身熱を
主るのはどれか。

1．榮穴
2．合穴
3．井穴
4．経穴

問題3 経金穴と合水穴の組合せで誤っているのはどれか。

1．中封 ──── 曲泉
2．商丘 ──── 陰陵泉
3．復溜 ──── 然谷
4．間使 ──── 曲沢

問題4 胆経の兪木穴の取穴法はどれか。

1．足背、第4・第5指間、みずかきの近位、赤白肉際
2．足背、第4・第5中足骨底接合部の遠位、第5指の長指伸筋腱外側の陥凹部
3．足背、第4・第5中足骨間、第4中足指節関節近位の陥凹部
4．足関節前外側、長指伸筋腱外側の陥凹部、外果尖の前下方

問題5 心下満の際に用いる経穴部位で正しいのはどれか。

1．中指、中指先端中央
2．手背、薬指と小指の間、みずかきの近位陥凹部、赤白肉際
3．小指、第5中手指節関節尺側の近位陥凹部、赤色肉際
4．手背、第2中手骨中点の橈側

答え 問題1：4 問題2：1 問題3：3 問題4：2 問題5：1

STEP 3　その他の要穴

四総穴： 四総穴に含まれる経穴とその主治について覚えよう！

八脈交会穴(八総穴)： 八脈交会穴(八総穴)に含まれる経穴と組合せ、

そしてその取穴部位を覚えよう！

八会穴： 八会穴に含まれる経穴と、八会穴の組合せ、

そしてその取穴部位を覚えよう！(よく出る)

下合穴： 下合穴の組合せを覚えよう！

(練習問題)

問題 1　四総穴のうち面目の病に用いられるのはどれか。

　1．足三里

　2．委中

　3．合谷

　4．列欠

問題 2　四総穴に含まれる経穴はどれか。

　1．委陽

　2．列欠

　3．公孫

　4．太淵

問題 3　八総穴の組合せで正しいのはどれか。

　1．公孫 ──────── 内庭

　2．足臨泣 ──────── 下関

　3．後渓 ──────── 神庭

　4．列欠 ──────── 照海

問題 4　陰蹻脈の八脈交会穴の部位で正しいのはどれか。

　1．足内側、内果尖の下方 1 寸、内果下方の陥凹部

　2．足外側、外果尖の直下、外果下縁と踵骨の間の陥凹部

　3．小指、第 5 中手指節関節尺側の近位陥凹部、赤色肉際

　4．足内側、第 1 中足骨底の前下方、赤色肉際

問題 5　八会穴の組合せで正しいのはどれか。

1. 気会 ─────── 気海

2. 筋会 ─────── 筋縮

3. 髄会 ─────── 懸鐘

4. 脈会 ─────── 申脈

問題 6　八会穴の骨会の部位はどれか。

1. 上背部、第 1 胸椎棘突起下縁と同じ高さ、後正中線の外方 1 寸 5 分

2. 上背部、第 4 胸椎棘突起下縁と同じ高さ、後正中線の外方 1 寸 5 分

3. 上腹部、前正中線上、臍中央の上方 4 寸

4. 上腹部、前正中線上、臍中央の上方 6 寸

問題 7　八会穴のうち背部にあるのはどれか。

1. 脈会

2. 骨会

3. 筋会

4. 腑会

問題 8　下合穴の組合せで誤っているのはどれか。

1. 小腸の合 ─────── 下巨虚

2. 大腸の合 ─────── 上巨虚

3. 胆の合 ──────── 陽陵泉

4. 三焦の合 ─────── 委中

答え

問題 1：3　問題 2：2　問題 3：4　問題 4：1　問題 5：3

問題 6：1　問題 7：2　問題 8：4

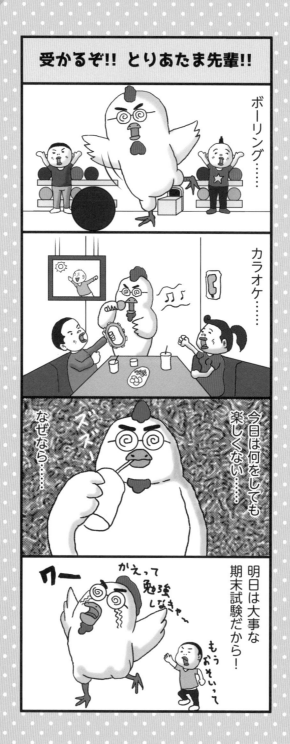

JCOPY 498-06936

第 7 章

奇穴・新穴

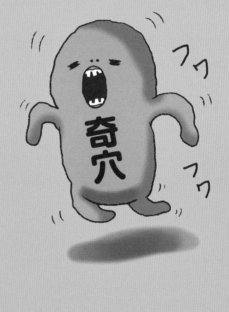

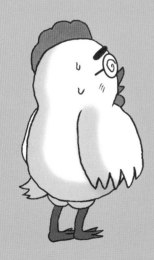

奇穴・新穴とは、十四経脈には属さない腧穴のことである。

部位	No	経穴名	取り方	主治	その他
頭頚部	1	四神聡	頭部、百会(督脈)を中心に前後左右それぞれ1寸の部に4穴を取る	頭痛、眩暈、癲癇、精神病、中風	
	2	印堂	顔面部、神庭(督脈)の下方、眉間中央陥凹部に取る	小児のひきつけ、鼻疾患、頭痛、眩暈、不眠症	
	3	魚腰	顔面部、瞳孔の直上、正視させて、眉毛の中央の陥中に取る	眼疾患、眼瞼下垂	
	4	太陽	顔面部、眉毛の外端と外眼角との中央から後方1寸の陥凹部に取る	片頭痛、眼疾患、歯痛、顔面神経麻痺	下顎神経が支配する。別名:当容
	5	球後	顔面部、外眼角と内眼角を結んで、外方から4分の1の垂線上で、眼窩下縁に取る	近視、視神経委縮、視神経炎、眼瞼麻痺および痙攣	承泣と同じ高さ
	6	牽正	顔面部、下関(胃経)から下方に引いた垂線と、耳垂下縁を通る水平線との交点に取る	顔面神経麻痺、耳下腺炎、口腔潰瘍	
	7	夾承漿	顔面部、承漿(任脈)の外方1寸に取る	歯根炎、下歯痛、顔面神経麻痺および痙攣	オトガイ孔部。下顎神経の枝が出るところにあたる
	8	翳明	頚部、乳様突起の下縁、翳風(三焦経)の後方約1寸に取る	近視(老眼)、近視、耳下腺炎、耳鳴、眩暈、不眠症	
胸腹部	9	子宮	下腹部、臍下4寸、中極(任脈)の外方3寸に取る	婦人科系疾患(月経不順、月経痛、不妊症、子宮下垂、子宮脱)、膀胱炎	
背部	10	定端	上背部、第7頚椎棘突起下縁と同じ高さ、後正中線の外方5分(外方1寸とする説もある)	咳嗽、喘息、蕁麻疹、上肢麻痺	別名:治端
	11	巨闕兪	上背部、後正中線上、第4胸椎棘突起下方の陥凹部	心臓疾患、呼吸器疾患	
	12	接脊	上背部、後正中線上、第12胸椎棘突起下方の陥凹部	脊椎および脊髄の疾患、小児の腹部疾患(下痢、脱肛、しぶり腹)	別名:接骨
	13	痞根	腰部、第1腰椎棘突起下縁と同じ高さ、後正中線の外方3寸5分	痞塊(肝臓・脾臓・膵臓などの肥大)、胃炎、腸炎、鼓腸、腰痛	第12肋骨の下際にあたる
	14	下極兪	腰部、後正中線上、第3腰椎棘突起下方の陥凹部	腰痛、下痢、腹部疾患、下腹部の冷え、生殖器疾患	
	15	腰眼	腰部、第4腰椎棘突起下縁と同じ高さ、後正中線の外方3寸5分	腰痛、生殖器疾患(特に精巣炎や卵巣炎)	腰三角部にあたる
	16	十七椎	腰部、後正中線上、第5腰椎棘突起下方の陥凹部	月経痛、腰痛、妊娠による排尿困難、痔疾、下肢の麻痺	別名:上仙
	17	夾脊	背部、第1胸椎棘突起から第5腰椎棘突起までで、それぞれの棘突起下縁と同じ高さで、後正中線の両外方5分に取る	胸腹部の慢性疾患(特に肺結核)	左右17穴、計34穴ある。別名:華佗夾脊
	18	四華		呼吸器疾患(特に肺結核・喘息)、心臓疾患	
	19	患門		呼吸器疾患(特に肺結核・喘息)、心臓疾患	
上肢部	20	肩内陵	上肢を下垂し、腋窩横紋前端と肩髃(大腸経)との中点に取る	肩関節周囲炎、上肢の運動障害、片麻痺	別名:肩前
	21	腰痛点	手背、第2・3および第4・5中手骨底間の陥凹部の2点に取る	急性腰痛、捻挫、腱鞘炎、リウマチ	別名:腰腿点
	22	落枕	手背、第2・第3中手指節関節の間の近位陥凹部に取る	寝違え	別名:外労宮
	23	八邪	手背、手を軽く握り、各中手指節関節の間の背側に取る	歯痛、頭痛、手の痛み(中手指節関節の疾患、手の拘縮、関節リウマチ)	左右で計8穴を取る
	24	四縫	示指・中指・薬指・小指の掌側で、近位指節間関節横紋の中央に取る	小児疳虫症、手指の関節炎	左右で計8穴を取る
	25	十宣	両手十指の各先端中央に取る	手指の知覚異常、発熱、救急時に使用(失神、昏迷、ヒステリー、癲癇、卒中)	別名:鬼城、十指端
下肢部	26	鶴頂	膝関節部、膝蓋骨底上際中央の陥凹部に取る	膝関節疾患、下肢麻痺	別名:膝頂
	27	内膝眼	膝前面、膝蓋靭帯内方の陥凹部に取る	膝関節疾患、脚気、中風、下肢痛、下肢倦怠感	
	28	胆嚢点	陽陵泉(胆経)の下約1寸に取る	胆嚢炎、胆石症、胸脇痛、下肢運動麻痺	
	29	闌尾	足三里(胃経)の下約2寸に取る	急性虫垂炎	
	30	八風	足背、各中足指節関節の間に取る	足の痛み(脚気、足背痛、足指の発赤・腫脹、関節リウマチ)	左右で計8穴を取る
	31	裏内庭	足底部、第2中足指節関節のやや後方に取る	食中毒、食あたり、腹痛、嘔吐、下痢	
	32	失眠	足底部、踵の中央に取る	下肢の冷え・むくみ、不眠	

JCOPY 498-06936

＜主な奇穴・新穴の部位＞

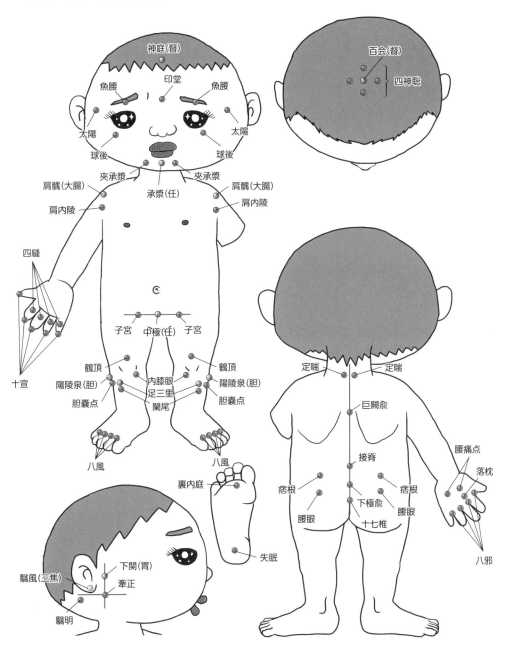

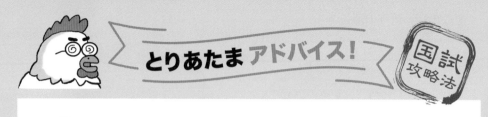

とりあたま アドバイス！　国試攻略法

奇穴の主治と取穴部位（特に経穴を指標に取穴するもの）をしっかり覚えよう！

（練習問題）

問題1　奇穴の主治で誤っている組合せはどれか。

1．定喘 ———— 咳嗽

2．失眠 ———— 不眠

3．下極兪 ———— 腰痛

4．鶴頂 ———— 寝違え

問題2　奇穴とその部位の組合せで正しいのはどれか。

1．夾承漿 ———— 承漿の外方3寸

2．肩内陵 ———— 腋窩横紋前端と肩髃との中点

3．子宮 ———— 中極の外方1寸

4．牽正 ———— 瞳子髎から下方に引いた垂線と耳垂下縁を通る水平線との交点

問題3　奇穴の取穴と主治の組合せで誤っているのはどれか。

1．神庭の下方、眉間中央陥凹部 ———— 頭痛

2．百会の前後左右それぞれ1寸 ———— 中風

3．足三里の下約2寸 ———————— 歯痛

4．陽陵泉の下約1寸 ——————— 胆石症

答え　問題1：4　問題2：2　問題3：3

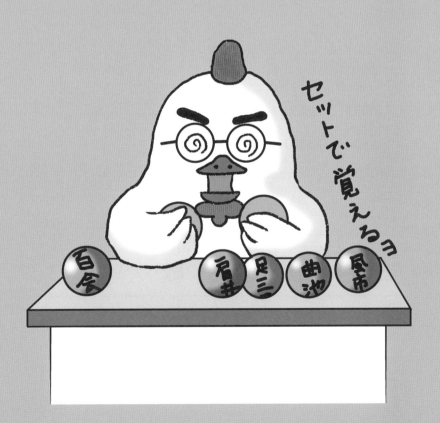

第8章

よく知られている
経穴の組合せ

STEP 1　六つ灸（六華の灸、胃の六つ灸）

六つ灸（六華の灸、胃の六つ灸）は胃の疾患に用いる。

六つ灸
左右の　肝兪　脾兪　膈兪

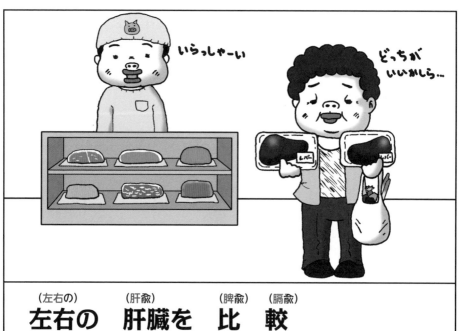

（左右の）	（肝兪）	（脾兪）	（膈兪）

左右の　肝臓を　比　較

STEP 2　小児斜差の灸

小児斜差の灸とは、小児疾患(特に疳の虫)に有効な施灸点である。

| 男児 | 左の肝兪 —— 右の脾兪 |
| 女児 | 右の肝兪 —— 左の脾兪 |

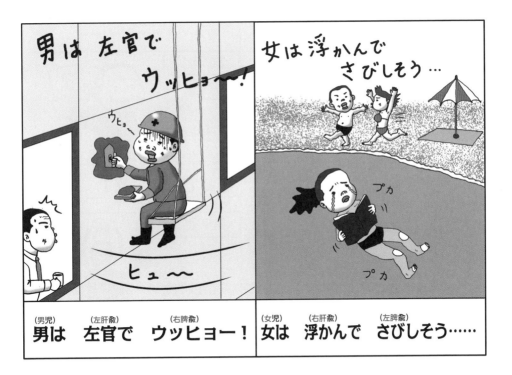

(男児)　　(左肝兪)　　(右脾兪)
男は　左官で　ウッヒョー！

(女児)　(右肝兪)　(左脾兪)
女は　浮かんで　さびしそう……

STEP 3　中風七穴

中風七穴とは、中風の予防や治療に用いる 7 つの穴である。

共通の 4 穴	曲池　足三里　百会　肩井
第 1 説	懸鐘　風市　曲鬢
第 2 説	間使　大椎　風池

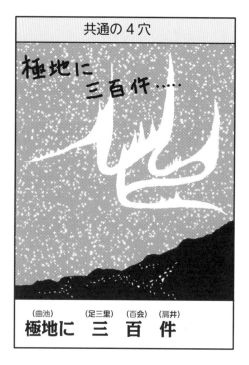

共通の 4 穴

（曲池）（足三里）（百会）（肩井）
極地に　三　百　件

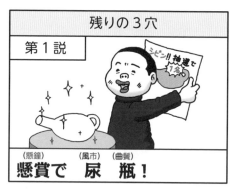

残りの 3 穴

第 1 説

（懸鐘）（風市）（曲鬢）
懸賞で　尿　瓶！

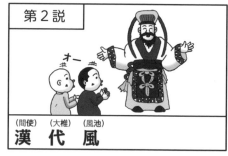

第 2 説

（間使）（大椎）（風池）
漢　代　風

JCOPY 498-06936

STEP 4 脚気八処の穴

脚気八処の穴とは、脚気の治療に用いる 8 穴である。

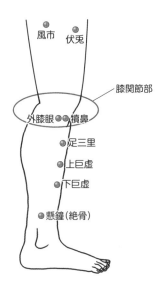

脚気八処の穴
風市　伏兎　下巨虚　犢鼻　足三里 上巨虚　懸鐘（絶骨）　外膝眼

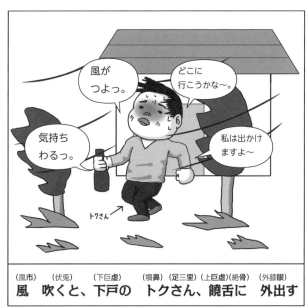

（風市）　（伏兎）　（下巨虚）　（犢鼻）（足三里）（上巨虚）（絶骨）　（外膝眼）
風　吹くと、下戸の　トクさん、饒舌に　外出す

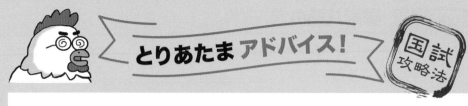

とりあたま アドバイス！　国試 攻略法

STEP 1　六つ灸（六華の灸、胃の六つ灸）

六つ灸（六華の灸、胃の六つ灸）で使用する経穴を覚えよう！

（練習問題）

問題 1　胃の六つ灸で使用する経穴はどれか。

　1．肝兪

　2．胃兪

　3．肺兪

　4．胆兪

　答え　問題 1：1

STEP 2　小児斜差の灸穴

小児斜差の灸で使用する経穴の組合せ（男女別）を覚えよう！

（練習問題）

問題 1　小児斜差の灸穴で使用する経穴の組合せで正しいのはどれか。

　1．男児 ─────── 左の肺兪と右の肝兪

　2．男児 ─────── 左の肝兪と右の脾兪

　3．女児 ─────── 左の腎兪と右の肝兪

　4．女児 ─────── 左の胆兪と右の心兪

　答え　問題 1：2

STEP 3 中風七穴

中風七穴に含まれる経穴を覚えよう！
また、中風七穴と脚気八処の穴の共通穴（風市・足三里・懸鐘）も覚えよう！

（練習問題）

問題1 中風七穴でないのはどれか。

1．肩井
2．曲池
3．百会
4．委中

問題2 中風七穴と脚気八処の穴に共通しない経穴はどれか。

1．風市
2．懸鐘
3．陽陵泉
4．足三里

答え　問題1: 4　問題2: 3

STEP 4 脚気八処の穴

脚気八処の穴と中風七穴の共通の経穴を覚えよう！
また脚気八処の穴のおおよその取穴部位を頭に入れておこう！

（練習問題）

問題1 中風七穴と脚気八処の穴に共通する経穴はどれか。

1．懸鐘
2．犢鼻
3．上巨虚
4．外膝眼

問題2 脚気八処の穴のうち一側の大腿部にある経穴はいくつか。

1．1穴
2．2穴
3．3穴
4．4穴

答え　問題1: 1　問題2: 2

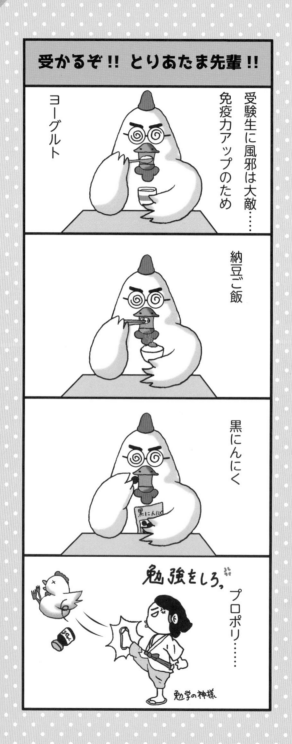

JCOPY 498-06936

第9章

禁鍼穴・禁灸穴

慎重に
慎重に…

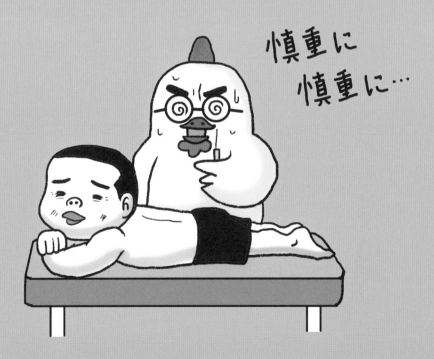

禁鍼穴・禁灸穴

<ruby>禁鍼穴<rt>きんしんけつ</rt></ruby>・<ruby>禁灸穴<rt>きんきゅうけつ</rt></ruby>とは、施術を避けるべき、または使用に注意が必要な経穴のことである。

経穴		理由
瘂門	風府	深部に延髄があるため
睛明	承泣	眼球に近いため
天突		気管の前方にあるため
人迎		総頸動脈付近のため
箕門	衝門	大腿動脈付近のため
太淵		橈骨動脈付近のため
膻中		胸骨裂孔が存在することがあるため
扶突		内頸静脈が深部にあるため
欠盆		深部に肺尖があるため

※その他、肋間部や肩甲間部にある腧穴は気胸のリスクがあるので注意が必要である。

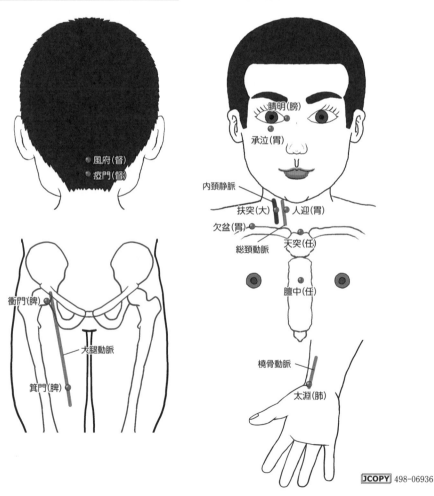

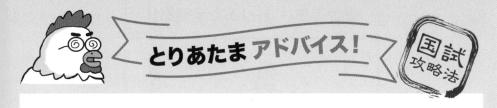

禁鍼穴、禁灸穴にはどんな経穴があるのか覚えよう！

（練習問題）

問題1 <u>禁鍼穴でない</u>のはどれか。

　1．人迎

　2．風府

　3．衝門

　4．脳戸

問題2 鍼の深刺しにより気胸発生のリスクが最も高いのはどれか。

　1．欠盆

　2．紫宮

　3．人迎

　4．気穴

問題3 鍼の深刺しにより気胸発生のリスクが最も低いのはどれか。

　1．膈兪

　2．神堂

　3．曲垣

　4．庫房

<u>答え</u>　問題1：4　問題2：1　問題3：3

受かるぞ!! とりあたま先輩!!

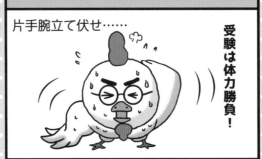

片手腕立て伏せ……

受験は体力勝負!

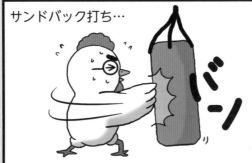

サンドバック打ち…

バン

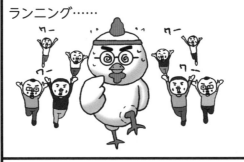

ランニング……

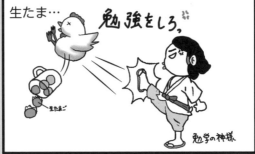

生たま…

勉強をしろ

生たまご

勉学の神様

JCOPY 498-06936

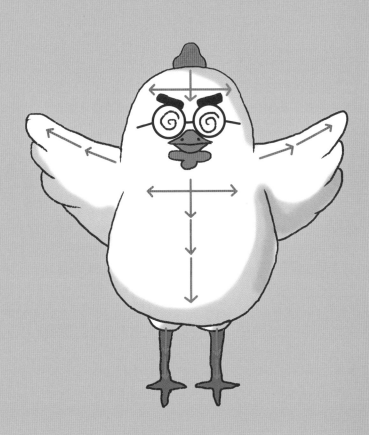

STEP 1　同身寸法

母指第 1 節の横幅	1 寸
中指の内側にできる横紋の幅	1 寸
示指・中指・薬指第 1 節を合わせた幅	2 寸
示指から小指の中節を合わせた幅	3 寸

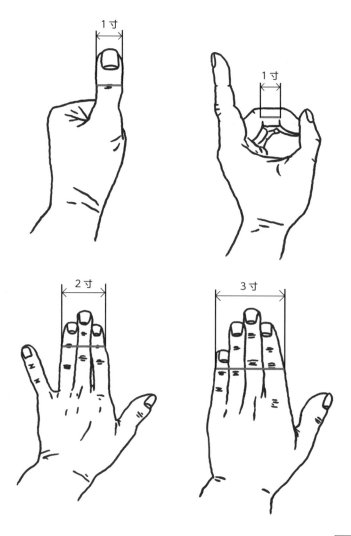

JCOPY 498-06936

STEP 2　骨度法

頭部・顔面部		
前髪際中点～後髪際中点		1尺2寸
眉間～前髪際中点		3寸
両額角髪際間	左右の頭維間	9寸
両乳様突起間		9寸
胸部・腹部・季肋部		
頚切痕～胸骨体下端	天突～中庭	9寸
胸骨体下端～臍中央	中庭～神闕	8寸
臍中央～恥骨結合上縁	神闕～曲骨	5寸
胸骨体下端～恥骨結合上縁	中庭～曲骨	1尺3寸
両乳頭間	左右の乳中間	8寸
腋窩～第11肋骨先端		1尺2寸
上背部		
左右の肩甲棘内端縁間		6寸
大椎～肘頭までの長さ		1尺7寸
上肢		
中指尖～手関節横紋		8寸5分
肘窩・肘関節横紋～手関節横紋	尺沢～太淵　曲池～陽渓　少海～神門　小海～陽谷　曲沢～大陵	1尺2寸
肘頭～肩峰角(上肢を下垂)		1尺2寸
肘頭～肩峰角(肩関節90度外転)		1尺
腋窩横紋前端または後端～肘窩	腋窩横紋前端～尺沢、曲沢	9寸
	極泉～少海	9寸
下肢		
恥骨結合上縁～膝蓋骨上縁(大腿骨内側上顆上際)		1尺8寸
膝蓋骨尖～内果尖		1尺5寸
脛骨内側顆下縁～内果尖		1尺3寸
膝蓋骨尖～脛骨内側顆下縁		2寸
	犢鼻～解渓	1尺6寸
大転子頂点～膝窩		1尺9寸
殿溝～膝窩	承扶～委中	1尺4寸
	委中～承山	8寸
膝窩～外果尖	委中～崑崙	1尺6寸
膝窩～内果尖		1尺5寸
内果尖～足底		3寸
足指尖～踵(足の長さ)		1尺2寸

①主な頭部・顔面部の長さ

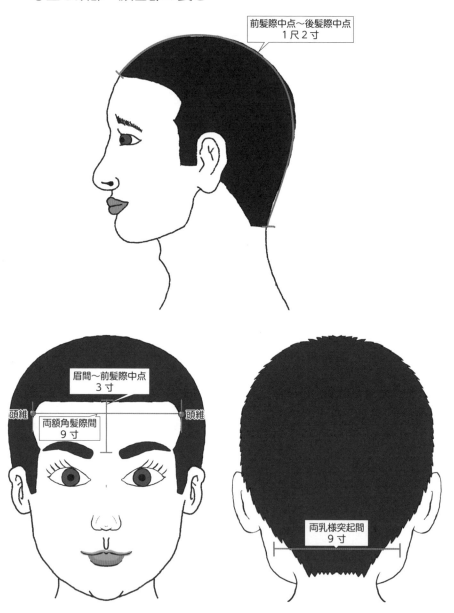

前髪際中点〜後髪際中点
1尺2寸

眉間〜前髪際中点
3寸

頭維

両額角髪際間
9寸

頭維

両乳様突起間
9寸

JCOPY 498-06936

②主な胸部・腹部・季肋部の長さ

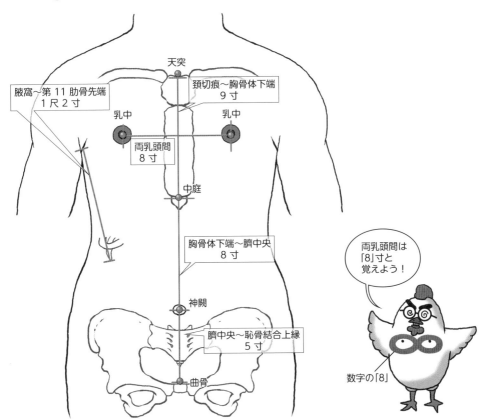

天突

頚切痕～胸骨体下端
9寸

腋窩～第11肋骨先端
1尺2寸

乳中　　　　　乳中

両乳頭間
8寸

中庭

胸骨体下端～臍中央
8寸

両乳頭間は
「8」寸と
覚えよう！

神闕

臍中央～恥骨結合上縁
5寸

曲骨

数字の「8」

③主な上背部の長さ

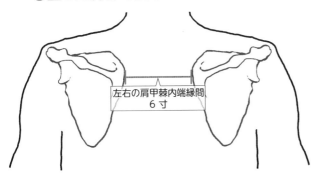

左右の肩甲棘内端縁間
6寸

④主な上肢の長さ

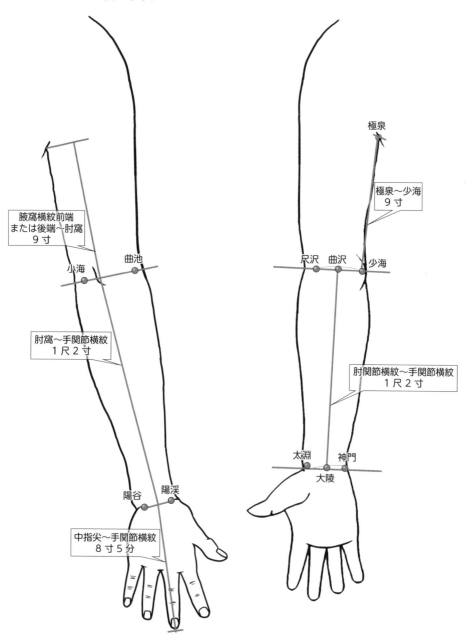

腋窩横紋前端
または後端～肘窩
9寸

小海

曲池

肘窩～手関節横紋
1尺2寸

陽谷　陽渓

中指尖～手関節横紋
8寸5分

極泉

極泉～少海
9寸

尺沢　曲沢　少海

肘関節横紋～手関節横紋
1尺2寸

太淵　神門
大陵

JCOPY 498-06936

⑤主な下肢の長さ

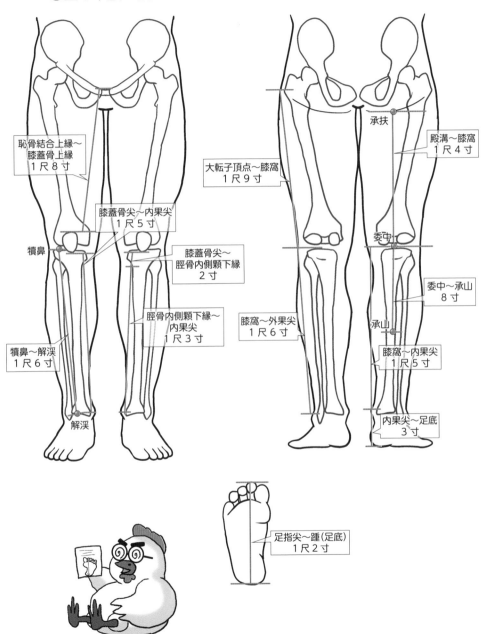

恥骨結合上縁〜
膝蓋骨上縁
1尺8寸

膝蓋骨尖〜内果尖
1尺5寸

膝蓋骨尖〜
脛骨内側顆下縁
2寸

犢鼻

脛骨内側顆下縁〜
内果尖
1尺3寸

犢鼻〜解渓
1尺6寸

解渓

大転子頂点〜膝窩
1尺9寸

膝窩〜外果尖
1尺6寸

承扶

殿溝〜膝窩
1尺4寸

委中

委中〜承山
8寸

承山

膝窩〜内果尖
1尺5寸

内果尖〜足底
3寸

足指尖〜踵（足底）
1尺2寸

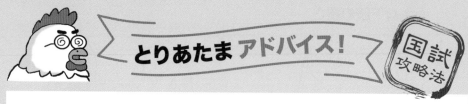

STEP 1　同身寸法

同身寸法を覚えよう！

（練習問題）

問題 1　同身寸法で誤っているのはどれか。

1．中指の内側にできる横紋の幅 ——————— 1 寸
2．示指・中指・薬指第 1 節を合わせた幅 ——— 2 寸
3．示指から小指の中節を合わせた幅 ———— 3 寸
4．母指第 1 節の横幅 ———————————— 5 分

答え　問題 1：4

STEP 2　骨度法

全身の骨度法をしっかり覚えよう！　また、骨度を経穴間の距離に置き換えた問題や、
骨度同士を足した長さを問うものも出題されているぞ！
さらに、近年では 2 つの経穴間の距離と骨度を比較するような問題も出題されているから
注意が必要だ！

（練習問題）

問題 1　骨度法で胸骨体下端から臍中央までの長さはどれか。

1．8 寸
2．9 寸
3．1 尺
4．1 尺 2 寸

JCOPY 498-06936

問題2 骨度法で正しいのはどれか。
1．前髪際中点から後髪際中点は1尺3寸である。
2．左右の肩甲棘内端縁間は8寸である。
3．殿溝から膝窩は1尺4寸である。
4．膝窩から内果尖は1尺6寸である。

問題3 骨度法で9寸でないのはどれか。
1．左右の頭維間
2．天突から中庭
3．極泉から少海
4．委中から承山

問題4 骨度法で最も短いのはどれか。
1．大転子頂点から膝窩
2．恥骨結合上縁から膝蓋骨上縁
3．脛骨内側顆下縁から内果尖
4．腋窩から第11肋骨先端

問題5 骨度で中庭から曲骨までの長さと同じなのはどれか。
1．膝蓋骨尖から内果尖
2．脛骨内側顆下縁から内果尖
3．足指尖から踵
4．両乳様突起間

問題6 骨度で眉間から前髪際中点までと同じなのはどれか。
1．手関節から心経の郄穴
2．手関節から肺経の絡穴
3．手関節から心包経の絡穴
4．手関節から三焦経の郄穴

答え　問題1：1　問題2：3　問題3：4　問題4：4　問題5：2　問題6：4

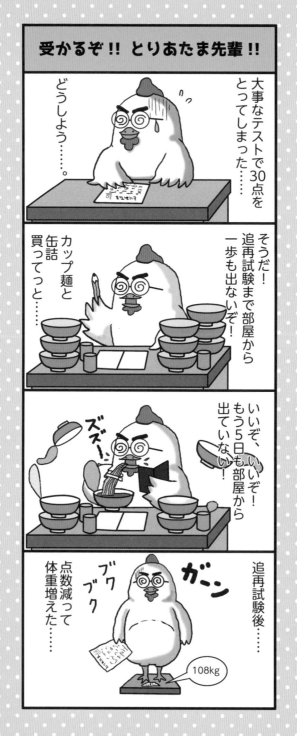

経穴と解剖

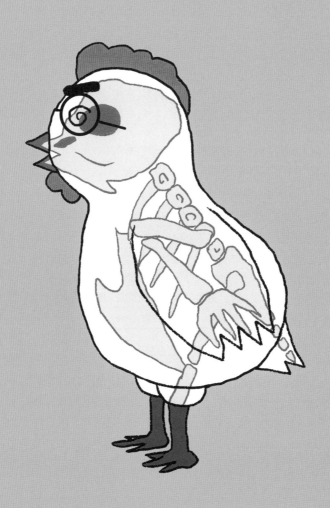

STEP 1　筋肉と経穴

①体幹

			筋肉	経穴
体幹	胸筋	浅胸筋	大胸筋	中府　気戸　庫房　屋翳　膺窓　乳中　乳根　食竇　天渓　胸郷　周栄　歩廊 神封　霊墟　神蔵　彧中　兪府　天池　日月　期門
			小胸筋	中府　屋翳　膺窓　乳中　胸郷　周栄　天池
			鎖骨下筋	気戸　兪府
			前鋸筋	大包　淵腋　輒筋
		深胸筋	肋間筋	歩廊　神封　霊墟　神蔵　彧中　天池　淵腋　輒筋　大包
	腹筋	前腹筋	腹直筋	不容　承満　梁門　関門　太乙　滑肉門　天枢　外陵　大巨　水道　帰来　横骨 大赫　気穴　四満　中注　肓兪　商曲　石関　陰都　腹通谷　幽門
			錐体筋	横骨
		側腹筋	外腹斜筋	帰来　気衝　府舎　腹結　大横　腹哀　京門　帯脈　五枢　維道　急脈　章門
			内腹斜筋	帰来　気衝　府舎　腹結　大横　腹哀　京門　帯脈　五枢　維道　急脈　章門
	背筋	浅背筋	僧帽筋	巨骨　秉風　曲垣　肩外兪　肩中兪　天柱　大杼　風門　肺兪　厥陰兪　心兪 督兪　膈兪　肝兪　附分　魄戸　膏肓　神堂　天髎　風池　肩井
			広背筋	肝兪　胆兪　脾兪　胃兪　膈関　魂門　陽綱　意舎　胃倉　肓門　志室　京門
			肩甲挙筋	肩外兪　肩中兪
			菱形筋	大杼　風門　肺兪　厥陰兪　心兪　附分　魄戸　膏肓　神堂　譩譆
		深背筋	板状筋	天柱　天牖　完骨　風池
			脊柱起立筋	大杼　風門　肺兪　厥陰兪　心兪　督兪　膈兪　肝兪　胆兪　脾兪　胃兪 三焦兪　腎兪　気海兪　大腸兪　肓門　志室
			腸肋筋	<u>附分</u>　<u>魄戸</u>　<u>膏肓</u>　<u>神堂</u>　<u>譩譆</u>　膈関　魂門　陽綱　意舎　胃倉
			仙棘筋	関元兪　小腸兪　膀胱兪　上髎　次髎　中髎　下髎

※アンダーラインはその筋の腱上に取る穴

※二筋(腱)の間にある経穴

左右の僧帽筋間	風府

● 胸筋―浅胸筋

大胸筋(内側胸筋神経・外側胸筋神経)	小胸筋(内側胸筋神経・外側胸筋神経)
中府(肺) 気戸(胃)　庫房(胃)　屋翳(胃)　膺窓(胃)　乳中(胃)　乳根(胃) 食竇(脾)　天渓(脾)　胸郷(脾)　周栄(脾) 歩廊(腎)　神封(腎)　霊墟(腎)　神蔵(腎)　或中(腎)　兪府(腎) 天池(心包)　日月(胆)　期門(肝)	中府(肺)　屋翳(胃)　膺窓(胃)　乳中(胃) 胸郷(脾)　周栄(脾)　天池(心包)
鎖骨下筋(鎖骨下筋神経)	前鋸筋(長胸神経)
気戸(胃)　兪府(腎)	大包(脾)　淵腋(胆)　輒筋(胆)

● 胸筋—深胸筋

肋間筋(肋間神経)

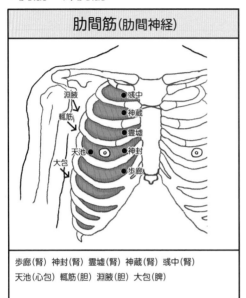

歩廊(腎)　神封(腎)　霊墟(腎)　神蔵(腎)　彧中(腎)
天池(心包)　輒筋(胆)　淵腋(胆)　大包(脾)

疲れたら
さっさと寝よう!!

JCOPY 498-06936

● 腹筋―前腹筋

腹直筋(肋間神経)	錐体筋(肋下神経)
不容 ● ● 幽門 承満 ● ● 腹通谷 梁門 ● ● 陰都 関門 ● ● 石関 太乙 ● ● 商曲 滑肉門 ● 天枢 ● ● 肓兪 外陵 ● ● 中注 大巨 ● ● 四満 水道 ● ● 気穴 帰来 ● ● 大赫 ● 横骨	横骨 ●
不容(胃)　承満(胃)　梁門(胃)　関門(胃)　太乙(胃) 滑肉門(胃)　天枢(胃)　外陵(胃)　大巨(胃)　水道(胃) 帰来(胃)　横骨(腎)　大赫(腎)　気穴(腎)　四満(腎) 中注(腎)　肓兪(腎)　商曲(腎)　石関(腎)　陰都(腎) 腹通谷(腎)　幽門(腎)	横骨(腎)

● 腹筋―側腹筋

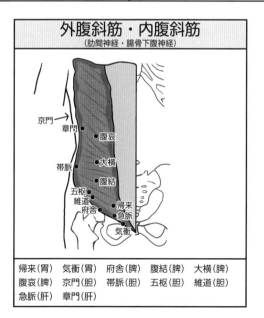

外腹斜筋・内腹斜筋
(肋間神経・腸骨下腹神経)

京門 →
章門 ● ● 腹哀
帯脈 ● ● 大横
● 腹結
五枢 ●
維道 ●
府舎 ● ● 帰来
● 急脈
気衝

帰来(胃)	気衝(胃)	府舎(脾)	腹結(脾)	大横(脾)
腹哀(脾)	京門(胆)	帯脈(胆)	五枢(胆)	維道(胆)
急脈(肝)	章門(肝)			

● 背筋―浅背筋

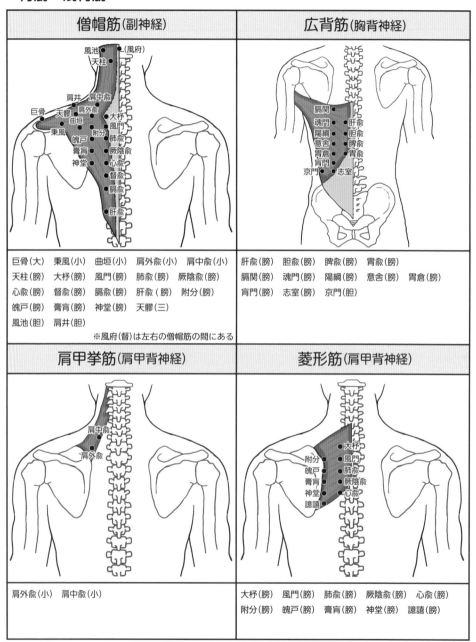

僧帽筋（副神経）	広背筋（胸背神経）

巨骨(大)　秉風(小)　曲垣(小)　肩外兪(小)　肩中兪(小)
天柱(膀)　大杼(膀)　風門(膀)　肺兪(膀)　厥陰兪(膀)
心兪(膀)　督兪(膀)　膈兪(膀)　肝兪(膀)　附分(膀)
魄戸(膀)　膏肓(膀)　神堂(膀)　天髎(三)
風池(胆)　肩井(胆)

※風府(督)は左右の僧帽筋の間にある

肝兪(膀)　胆兪(膀)　脾兪(膀)　胃兪(膀)
膈関(膀)　魂門(膀)　陽綱(膀)　意舎(膀)　胃倉(膀)
肓門(膀)　志室(膀)　京門(胆)

肩甲挙筋（肩甲背神経）	菱形筋（肩甲背神経）

肩外兪(小)　肩中兪(小)

大杼(膀)　風門(膀)　肺兪(膀)　厥陰兪(膀)　心兪(膀)
附分(膀)　魄戸(膀)　膏肓(膀)　神堂(膀)　譩譆(膀)

JCOPY 498-06936

● 背筋―深背筋

板状筋(脊髄神経後枝)	脊柱起立筋(脊髄神経後枝)

天柱(膀)　天髎(三)　完骨(胆)　風池(胆)

大杼(膀)　風門(膀)　肺兪(膀)　厥陰兪(膀)　心兪(膀)
督兪(膀)　膈兪(膀)　肝兪(膀)　胆兪(膀)　脾兪(膀)
胃兪(膀)　三焦兪(膀)　腎兪(膀)　気海兪(膀)　大腸兪(膀)
肓門(膀)　志室(膀)

腸肋筋(脊髄神経後枝)	仙棘筋(脊髄神経後枝)

附分(膀)　魄戸(膀)　膏肓(膀)　神堂(膀)　譩譆(膀)
膈関(膀)　魂門(膀)　陽綱(膀)　意舎(膀)　胃倉(膀)

関元兪(膀)　小腸兪(膀)　膀胱兪(膀)
上髎(膀)　次髎(膀)　中髎(膀)　下髎(膀)

※アンダーラインはその筋の腱上に取る穴

②上肢

上肢の筋	上肢帯の筋	三角筋	臂臑	肩髃	肩貞	臑兪	臑会	肩髎	
		棘上筋	巨骨	秉風	曲垣				
		棘下筋	臑兪	天宗					
		小円筋	肩貞						
		大円筋	肩貞						
	上腕の筋	上腕二頭筋	天府	俠白	<u>尺沢</u>	臂臑	青霊	天泉	<u>曲沢</u>
		上腕筋	天府	俠白	尺沢	手五里	青霊	曲沢	
		上腕三頭筋	手五里	肩貞	<u>天井</u>	<u>清冷淵</u>	<u>消濼</u>	臑会	
上肢	前腕の筋	円回内筋	孔最	少海					
		橈側手根屈筋	少海	<u>郄門</u>	<u>間使</u>	<u>内関</u>	<u>大陵</u>		
	浅層の屈筋	長掌筋	少海	<u>郄門</u>	<u>間使</u>	<u>内関</u>	<u>大陵</u>		
		浅指屈筋	霊道	通里	陰郄	神門	郄門	間使	内関 <u>大陵</u> 労宮
		尺側手根屈筋	少海	<u>霊道</u>	<u>通里</u>	<u>陰郄</u>	<u>神門</u>	支正	小海
	深層の屈筋	深指屈筋	霊道	通里	陰郄	神門			
		腕橈骨筋	孔最	<u>列欠</u>	<u>経渠</u>				
		長橈側手根伸筋	温溜	下廉	上廉	手三里	曲池	肘髎	
	浅層の伸筋	短橈側手根伸筋	温溜	下廉	上廉	手三里	曲池		
		総指伸筋	<u>陽池</u>	<u>外関</u>	<u>支溝</u>	<u>三陽絡</u>	<u>四瀆</u>		
		小指伸筋	<u>陽池</u>	<u>外関</u>	<u>支溝</u>	会宗	<u>三陽絡</u>	<u>四瀆</u>	
		尺側手根伸筋	<u>陽谷</u>	会宗					
	深層の伸筋	長母指外転筋	<u>列欠</u>	<u>経渠</u>	偏歴				
		短母指伸筋	<u>陽渓</u>	列欠					
		長母指伸筋	<u>陽渓</u>						
手の筋	母指球筋	短母指外転筋	魚際						
		母指対立筋	魚際						
	小指球筋	小指外転筋	後渓	腕骨					
	中手筋	虫様筋	少府	労宮					
		掌側骨間筋	少府						
		背側骨間筋	<u>二間</u>	三間	合谷	液門	中渚		

※アンダーラインはその筋の腱上に取る穴

※二筋（腱）の間にある経穴

長母指外転筋腱と短母指伸筋腱の間	列欠
上腕二頭筋長頭と短頭の間	天泉
長掌筋腱と橈側手根屈筋腱の間	郄門　間使　内関　大陵

JCOPY 498-06936

● 上肢の筋―上肢帯の筋

三角筋(腋窩神経)	棘上筋(肩甲上神経)
 <前面>　<後面>	 <後面>
臂臑(大)　肩髃(大)　肩貞(小)　臑兪(小) 臑会(三)　肩髎(三)	巨骨(大)　秉風(小)　曲垣(小)
棘下筋(肩甲上神経)	小円筋(腋窩神経)・大円筋(肩甲下神経)
 <後面>	 <後面>
臑兪(小)　天宗(小)	肩貞(小)

● 上肢の筋―上腕の筋

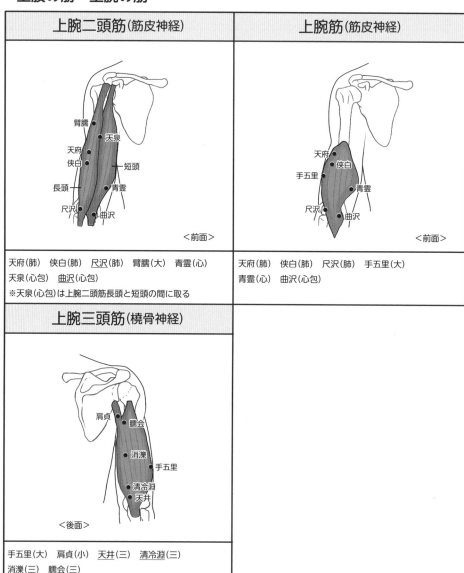

上腕二頭筋（筋皮神経）	上腕筋（筋皮神経）
＜前面＞	＜前面＞
天府(肺) 侠白(肺) 尺沢(肺) 臂臑(大) 青霊(心) 天泉(心包) 曲沢(心包) ※天泉(心包)は上腕二頭筋長頭と短頭の間に取る	天府(肺) 侠白(肺) 尺沢(肺) 手五里(大) 青霊(心) 曲沢(心包)

上腕三頭筋（橈骨神経）
＜後面＞
手五里(大) 肩貞(小) 天井(三) 清冷淵(三) 消濼(三) 臑会(三)

※アンダーラインはその筋の腱上に取る穴

● 前腕の筋─浅層の屈筋

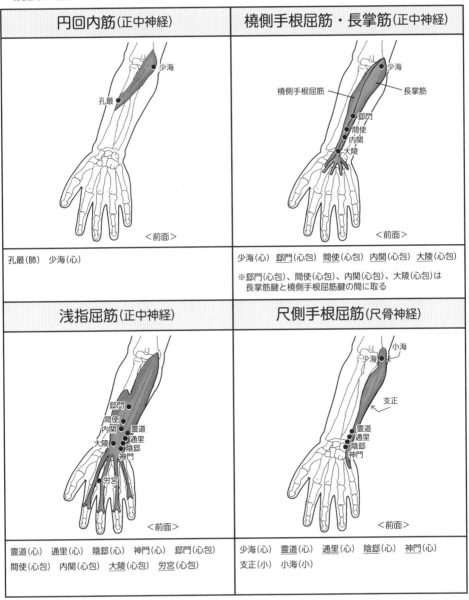

円回内筋(正中神経)	橈側手根屈筋・長掌筋(正中神経)
〈前面〉	〈前面〉
孔最(肺)　少海(心)	少海(心)　郄門(心包)　間使(心包)　内関(心包)　大陵(心包) ※郄門(心包)、間使(心包)、内関(心包)、大陵(心包)は長掌筋腱と橈側手根屈筋腱の間に取る

浅指屈筋(正中神経)	尺側手根屈筋(尺骨神経)
〈前面〉	〈前面〉
霊道(心)　通里(心)　陰郄(心)　神門(心)　郄門(心包) 間使(心包)　内関(心包)　大陵(心包)　労宮(心包)	少海(心)　霊道(心)　通里(心)　陰郄(心)　神門(心) 支正(小)　小海(小)

※アンダーラインはその筋の腱上に取る穴

● 前腕の筋—深層の屈筋

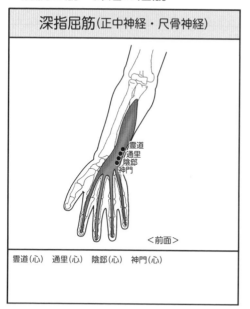

深指屈筋(正中神経・尺骨神経)

霊道
通里
陰郄
神門

＜前面＞

霊道(心)　通里(心)　陰郄(心)　神門(心)

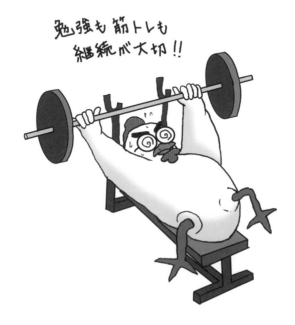

勉強も筋トレも
継続が大切!!

● 前腕の筋—浅層の伸筋

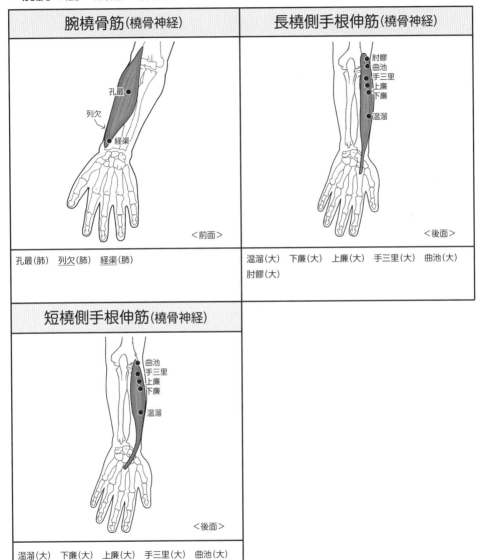

腕橈骨筋(橈骨神経)	長橈側手根伸筋(橈骨神経)
〈前面〉	〈後面〉
孔最(肺)　列欠(肺)　経渠(肺)	温溜(大)　下廉(大)　上廉(大)　手三里(大)　曲池(大) 肘髎(大)

短橈側手根伸筋(橈骨神経)	
〈後面〉	
温溜(大)　下廉(大)　上廉(大)　手三里(大)　曲池(大)	

※アンダーラインはその筋の腱上に取る穴

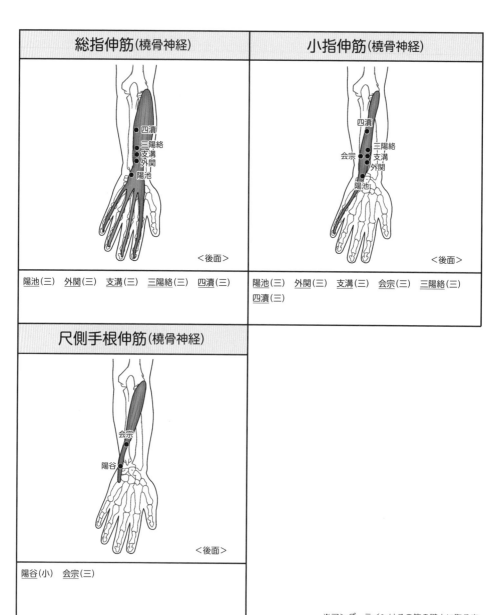

総指伸筋(橈骨神経)	小指伸筋(橈骨神経)
四瀆 三陽絡 支溝 外関 陽池 <後面>	四瀆 三陽絡 支溝 会宗 外関 陽池 <後面>
陽池(三)　外関(三)　支溝(三)　三陽絡(三)　四瀆(三)	陽池(三)　外関(三)　支溝(三)　会宗(三)　三陽絡(三)　四瀆(三)

尺側手根伸筋(橈骨神経)	
会宗 陽谷 <後面>	
陽谷(小)　会宗(三)	※アンダーラインはその筋の腱上に取る穴

JCOPY 498-06936

● 前腕の筋—深層の伸筋

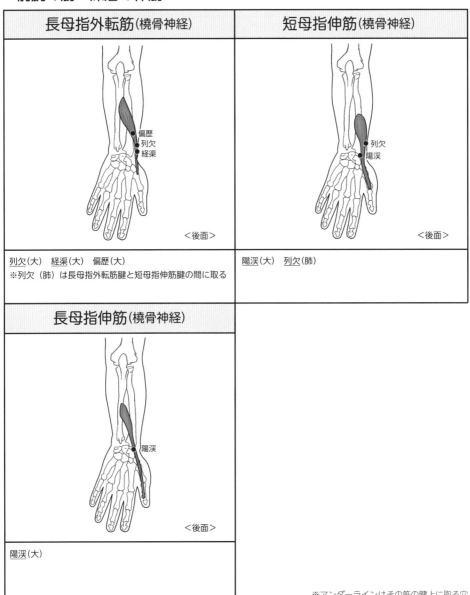

長母指外転筋(橈骨神経)	短母指伸筋(橈骨神経)
<後面>	<後面>
列欠(大) 経渠(大) 偏歴(大) ※列欠（肺）は長母指外転筋腱と短母指伸筋腱の間に取る	陽渓(大) 列欠(肺)

長母指伸筋(橈骨神経)	
<後面>	
陽渓(大)	※アンダーラインはその筋の腱上に取る穴

● 手の筋—母指球筋

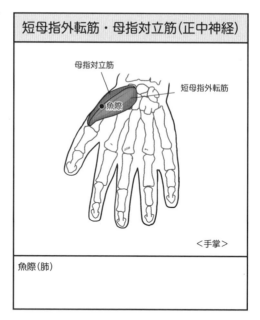

短母指外転筋・母指対立筋（正中神経）

母指対立筋

短母指外転筋

魚際

＜手掌＞

魚際（肺）

● 手の筋—小指球筋

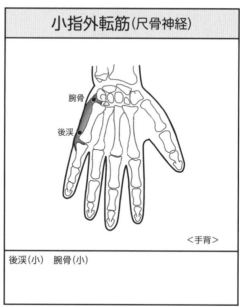

小指外転筋（尺骨神経）

腕骨

後渓

＜手背＞

後渓（小）　腕骨（小）

● 手の筋—中手筋

虫様筋（正中神経・尺骨神経）	掌側骨間筋（尺骨神経）
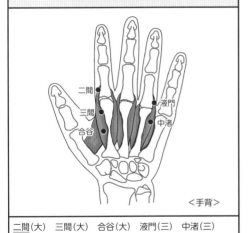 少府　労宮 〈手掌〉	少府 〈手掌〉
少府（心）　労宮（心包）	少府（心）

背側骨間筋（尺骨神経）	
二間 三間　　　　液門 合谷　　　　中渚 〈手背〉	
二間（大）　三間（大）　合谷（大）　液門（三）　中渚（三）	

※アンダーラインはその筋の腱上に取る穴

③下肢

下肢	下肢帯の筋	内寛骨筋	腸腰筋	衝門
		外寛骨筋	大殿筋	膀胱兪　中膂兪　白環兪　会陽　承扶　胞肓　秩辺　環跳
			中殿筋	胞肓　秩辺　居髎
			大腿筋膜張筋	髀関　居髎
	大腿の筋	大腿前面の筋	縫工筋	髀関　箕門　陰包
			大腿直筋	髀関　伏兎
			外側広筋	伏兎　陰市　梁丘　風市　中瀆
			内側広筋	血海
		大腿内側面の筋	恥骨筋	足五里　陰廉
			長内転筋	箕門　足五里
			薄筋	膝関　曲泉　陰包
		大腿後面の筋	大腿二頭筋	承扶　殷門　浮郄　委陽　風市　中瀆　膝陽関
			半腱様筋	陰陵泉　殷門　陰谷　膝関　曲泉
			半膜様筋	曲泉
	下腿の筋	下腿前面の筋	前脛骨筋	足三里　上巨虚　条口　下巨虚　豊隆　中封
			長母指伸筋	解谿
			長指伸筋	豊隆　解谿　衝陽　丘墟
		下腿外側面の筋	長腓骨筋	申脈　金門　陽陵泉　陽交　外丘　光明
			短腓骨筋	跗陽　申脈　金門　光明　陽輔　懸鐘
		下腿後面の筋	腓腹筋	陰陵泉　委陽　合陽　承筋　承山　飛揚　陰谷
			ヒラメ筋	地機　飛揚　跗陽　復溜　築賓　陽交
			アキレス腱	承山　飛揚　跗陽　崑崙　太渓　大鐘　復溜　築賓
			後脛骨筋	三陰交　漏谷　然谷　照海　交信
			長指屈筋	三陰交　漏谷　地機　太渓　照海　復溜　交信
			長母指屈筋	復溜
	足の筋	足背筋	短母指伸筋	衝陽
			短指伸筋	陥谷　内庭
		母指球筋	母指外転筋	太白　公孫　然谷
			短母指屈筋	公孫
		小指球筋	小指外転筋	京骨　束骨
		中足筋	短指屈筋	湧泉
			背側骨間筋	陥谷　内庭　足臨泣　地五会　侠渓　太衝

※アンダーラインはその筋の腱上に取る穴

※二筋（腱）の間にある経穴

大腿直筋と縫工筋と大腿筋膜張筋の近位部の間	髀関
外側広筋と大腿直筋腱外縁の間	梁丘
縫工筋と長内転筋の間	箕門
長母指伸筋腱と長指伸筋腱の間	解渓
大腿二頭筋と半腱様筋の間	殷門
腓腹筋外側頭と内側頭の間	承筋　合陽
腓腹筋外側頭下縁とアキレス腱の間	飛揚
ヒラメ筋とアキレス腱の間	築賓
大腿二頭筋腱と腸脛靭帯の間	膝陽関
薄筋と縫工筋の間	陰包
アキレス腱と長指屈筋の間	復溜

JCOPY　498-06936

● 下肢帯の筋—内寛骨筋

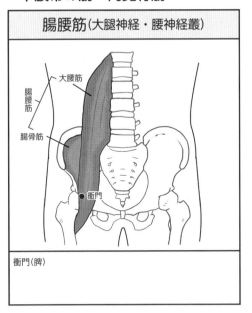

腸腰筋(大腿神経・腰神経叢)

大腰筋
腸腰筋
腸骨筋
衝門

衝門(脾)

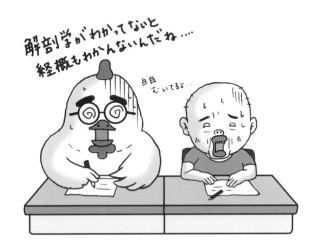

解剖学がわかってないと
経穴もわかんないんだね……

白目
むいてるよ…

● 下肢帯の筋―外寛骨筋

大殿筋（下殿神経）	中殿筋（上殿神経）

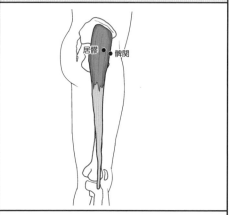

膀胱兪　中膂兪　白環兪　胞肓　秩辺　環跳　会陽　承扶

胞肓　秩辺　居髎

膀胱兪（膀）　中膂兪（膀）　白環兪（膀）　会陽（膀）

承扶（膀）　胞肓（膀）　秩辺（膀）　環跳（胆）

胞肓（膀）　秩辺（膀）　居髎（胆）

大腿筋膜張筋（上殿神経）

居髎　髀関

髀関（胃）　居髎（胆）

※髀関（胃）は、大腿直筋と縫工筋と大腿筋膜張筋の近位部の
　間に取る

● 大腿の筋―大腿前面の筋

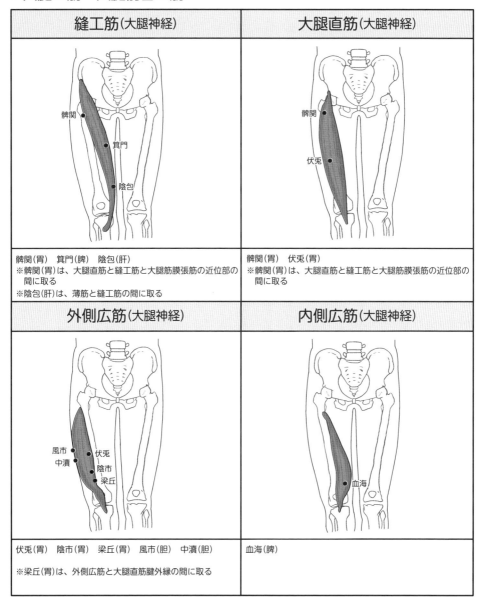

縫工筋(大腿神経)	大腿直筋(大腿神経)
髀関(胃)　箕門(脾)　陰包(肝) ※髀関(胃)は、大腿直筋と縫工筋と大腿筋膜張筋の近位部の間に取る ※陰包(肝)は、薄筋と縫工筋の間に取る	髀関(胃)　伏兎(胃) ※髀関(胃)は、大腿直筋と縫工筋と大腿筋膜張筋の近位部の間に取る
外側広筋(大腿神経)	内側広筋(大腿神経)
伏兎(胃)　陰市(胃)　梁丘(胃)　風市(胆)　中瀆(胆) ※梁丘(胃)は、外側広筋と大腿直筋腱外縁の間に取る	血海(脾)

● 大腿の筋―大腿内側面の筋

恥骨筋(大腿神経)	長内転筋(閉鎖神経)
足五里(肝)　陰廉(肝)	箕門(脾)　足五里(肝) ※箕門(脾)は、縫工筋と長内転筋の間に取る

薄筋(閉鎖神経)	
膝関(肝)　曲泉(肝)　陰包(肝) ※陰包(肝)は、薄筋と縫工筋の間に取る	

JCOPY 498-06936

● 大腿の筋—大腿後面の筋

大腿二頭筋（坐骨神経＜脛骨神経・総腓骨神経＞）

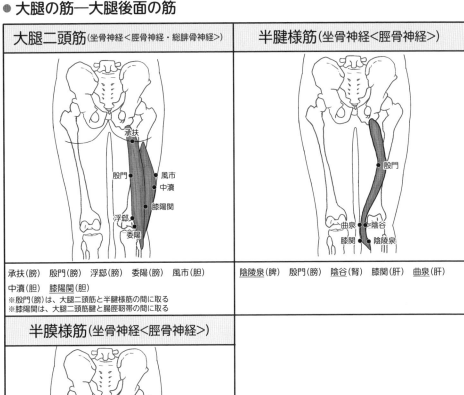

承扶（膀）　殷門（膀）　浮郄（膀）　委陽（膀）　風市（胆）

中瀆（胆）　膝陽関（胆）
※殷門（膀）は、大腿二頭筋と半腱様筋の間に取る
※膝陽関は、大腿二頭筋腱と腸脛靭帯の間に取る

半腱様筋（坐骨神経＜脛骨神経＞）

陰陵泉（脾）　殷門（膀）　陰谷（腎）　膝関（肝）　曲泉（肝）

半膜様筋（坐骨神経＜脛骨神経＞）

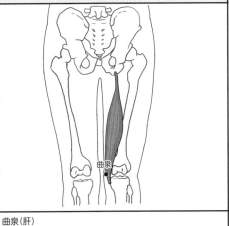

曲泉（肝）

※アンダーラインはその筋の腱上に取る穴

● 下腿の筋─下腿前面の筋

前脛骨筋(深腓骨神経)	長母指伸筋(深腓骨神経)
足三里(胃)　上巨虚(胃)　条口(胃)　下巨虚(胃) 豊隆(胃)　中封(肝)	解谿(胃) ※解谿(胃)は、長母指伸筋腱と長指伸筋腱の間に取る

長指伸筋(深腓骨神経)	
豊隆(胃)　解谿(胃)　衝陽(胃)　丘墟(胆) ※解谿(胃)は、長母指伸筋腱と長指伸筋腱の間に取る	

※アンダーラインはその筋の腱上に取る穴

JCOPY 498-06936

● 下腿の筋─下腿外側面の筋

長腓骨筋(浅腓骨神経)	短腓骨筋(浅腓骨神経)
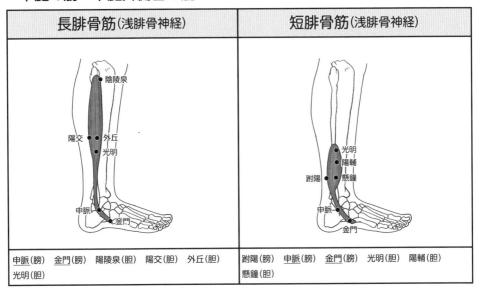	
<u>申脈</u>(膀)　<u>金門</u>(膀)　陽陵泉(胆)　陽交(胆)　外丘(胆) 光明(胆)	跗陽(膀)　<u>申脈</u>(膀)　<u>金門</u>(膀)　光明(胆)　陽輔(胆) 懸鐘(胆)

● 下腿の筋─下腿後面の筋

腓腹筋(脛骨神経)	ヒラメ筋(脛骨神経)
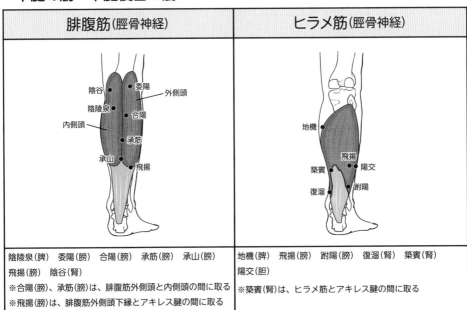	
陰陵泉(脾)　委陽(膀)　合陽(膀)　承筋(膀)　承山(膀) 飛揚(膀)　陰谷(腎) ※合陽(膀)、承筋(膀)は、腓腹筋外側頭と内側頭の間に取る ※飛揚(膀)は、腓腹筋外側頭下縁とアキレス腱の間に取る	地機(脾)　飛揚(膀)　跗陽(膀)　復溜(腎)　築賓(腎) 陽交(胆) ※築賓(腎)は、ヒラメ筋とアキレス腱の間に取る

※アンダーラインはその筋の腱上に取る穴

● 下腿の筋―下腿後面の筋

後脛骨筋(脛骨神経)	長指屈筋(脛骨神経)
三陰交(脾)　漏谷(脾)　<u>然谷</u>(腎)　<u>照海</u>(腎)　交信(腎)	三陰交(脾)　漏谷(脾)　地機(脾)　<u>太渓</u>(腎)　<u>照海</u>(腎) 復溜(腎)　交信(腎) ※復溜(腎)は、アキレス腱と長指屈筋の間に取る

長母指屈筋(脛骨神経)	
復溜(腎)	

※アンダーラインはその筋の腱上に取る穴

● 足の筋─足背筋

短母指伸筋(深腓骨神経)	短指伸筋(深腓骨神経)
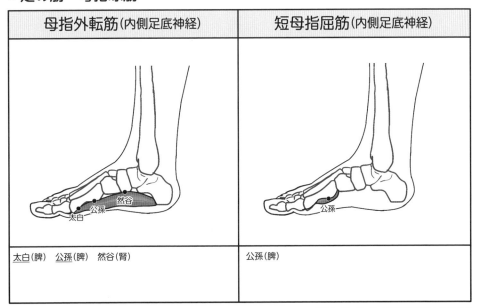	
衝陽(胃)	陥谷(胃)　内庭(胃)

● 足の筋─母指球筋

母指外転筋(内側足底神経)	短母指屈筋(内側足底神経)
太白(脾)　公孫(脾)　然谷(腎)	公孫(脾)

※アンダーラインはその筋の腱上に取る穴

● 足の筋—小指球筋

小指外転筋(外側足底神経)
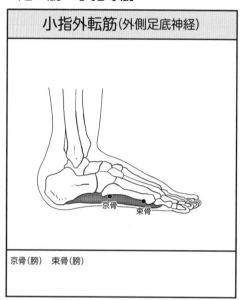
京骨(膀)　束骨(膀)

● 足の筋—中足筋

短指屈筋(内側足底神経)	背側骨間筋(外側足底神経)
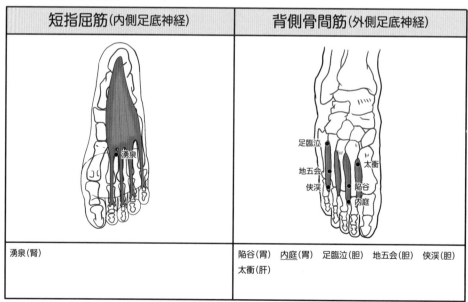	
湧泉(腎)	陥谷(胃)　内庭(胃)　足臨泣(胆)　地五会(胆)　侠渓(胆) 太衝(肝)

※アンダーラインはその筋の腱上に取る穴

④頭頚部

頭頚部	頭部の筋	表情筋	前頭筋	顖会 上星 神庭 頭維 攅竹 眉衝 曲差 五処 本神 陽白 頭臨泣
			後頭筋	脳戸 玉枕 浮白 頭竅陰 脳空
			眼輪筋	承泣 四白 晴明 攅竹 糸竹空 瞳子髎
			口輪筋	水溝 兌端 承漿 禾髎 地倉
			小頬骨筋	巨髎 顴髎
			大頬骨筋	顴髎
		咀嚼筋	咬筋	大迎 頬車 下関
			側頭筋	角孫 上関 頷厭 懸顱 懸釐 曲鬢 率谷 天衝 浮白
			外側翼突筋	下関
	頚部の筋	広頚筋		天鼎 扶突 大迎 人迎 水突 気舎 欠盆 気戸 天窓 彧中 兪府
		胸鎖乳突筋		天鼎 扶突 人迎 水突 気舎 天窓 天容 天牖 完骨 風池
		顎二腹筋		天容 翳風
		斜角筋	前斜角筋	天鼎 扶突 欠盆
			中斜角筋	天鼎 欠盆

※二筋(腱)の間にある経穴

胸鎖乳突筋と僧帽筋の起始部の間	風池

● 頭部の筋─表情筋

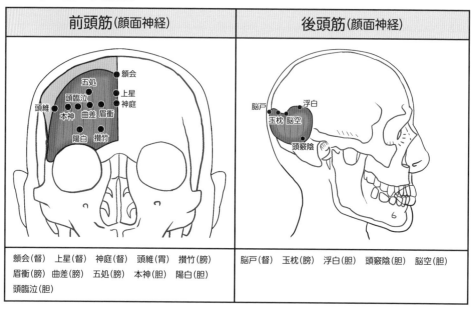

前頭筋（顔面神経）	後頭筋（顔面神経）
顖会（督）　上星（督）　神庭（督）　頭維（胃）　攅竹（膀） 眉衝（膀）　曲差（膀）　五処（膀）　本神（胆）　陽白（胆） 頭臨泣（胆）	脳戸（督）　玉枕（膀）　浮白（胆）　頭竅陰（胆）　脳空（胆）

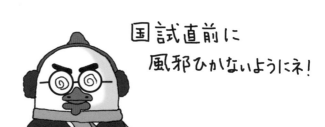

国試直前に
風邪ひかないようにネ！

JCOPY 498-06936

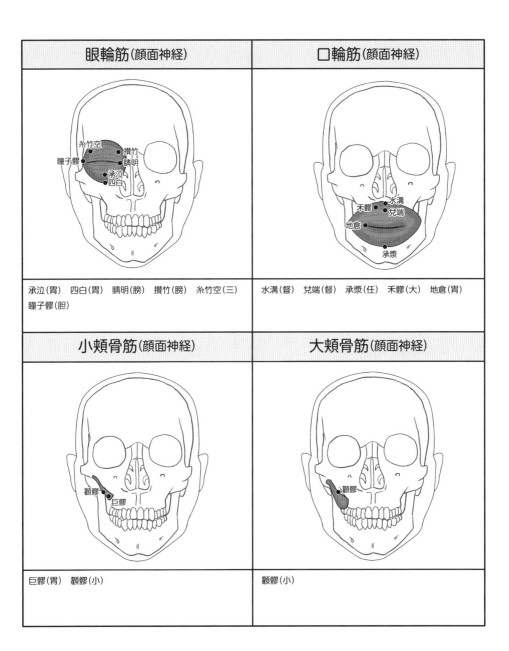

眼輪筋(顔面神経)

口輪筋(顔面神経)

承泣(胃)　四白(胃)　睛明(膀)　攅竹(膀)　糸竹空(三)
瞳子髎(胆)

水溝(督)　兌端(督)　承漿(任)　禾髎(大)　地倉(胃)

小頬骨筋(顔面神経)

大頬骨筋(顔面神経)

巨髎(胃)　顴髎(小)

顴髎(小)

● 頭部の筋—咀嚼筋

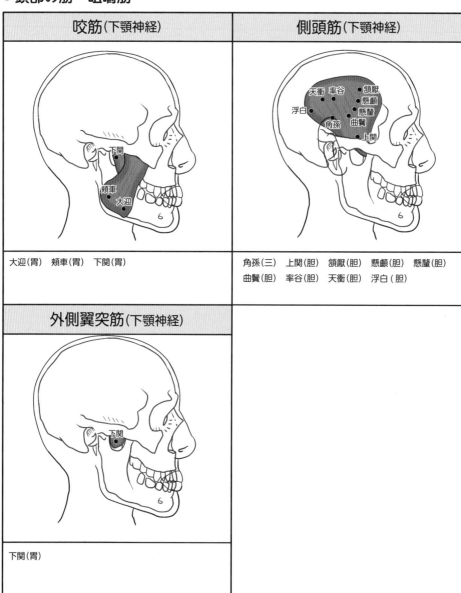

咬筋（下顎神経）	側頭筋（下顎神経）
大迎（胃）　頬車（胃）　下関（胃）	角孫（三）　上関（胆）　頷厭（胆）　懸顱（胆）　懸釐（胆） 曲鬢（胆）　率谷（胆）　天衝（胆）　浮白（胆）

外側翼突筋（下顎神経）

下関（胃）

● 頚部の筋

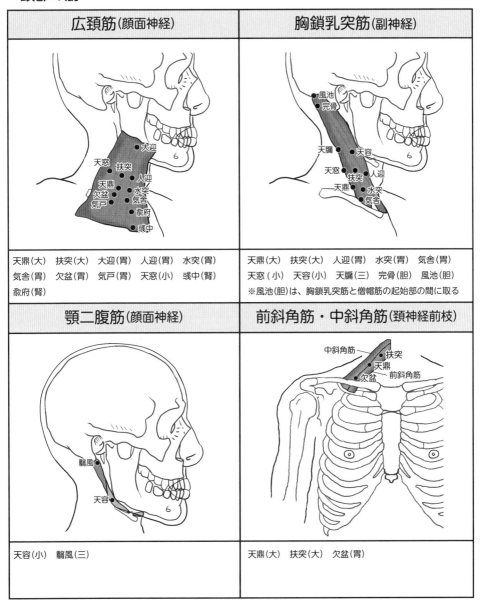

広頚筋(顔面神経)	胸鎖乳突筋(副神経)

広頚筋(顔面神経)

天鼎(大)　扶突(大)　大迎(胃)　人迎(胃)　水突(胃)　気舎(胃)
気舎(胃)　欠盆(胃)　気戸(胃)　天窓(小)　彧中(腎)
兪府(腎)

胸鎖乳突筋(副神経)

天鼎(大)　扶突(大)　人迎(胃)　水突(胃)　気舎(胃)
天窓(小)　天容(小)　天牖(三)　完骨(胆)　風池(胆)
※風池(胆)は、胸鎖乳突筋と僧帽筋の起始部の間に取る

顎二腹筋(顔面神経)

天容(小)　翳風(三)

前斜角筋・中斜角筋(頚神経前枝)

天鼎(大)　扶突(大)　欠盆(胃)

Have
a break!

受かるぞ!! とりあたま先輩!!

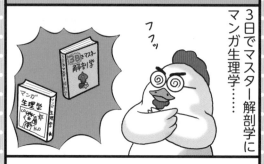

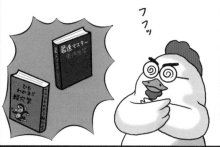

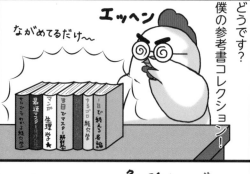

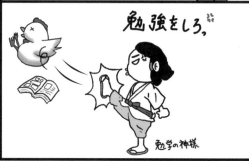

196

JCOPY 498-06936

STEP 2　主な解剖学的部位と経穴

小児の小泉門	強間
小児の大泉門	顖会
浅後仙尾靱帯	腰兪
帽状腱膜	強間　後頂　百会　前頂　顖会　五処　承光　通天　絡却　目窓　正営　承霊
項靱帯	瘂門　風府
内側眼瞼靱帯	睛明
眼窩下神経の出る部	四白
眼窩下孔部	四白
輪状軟骨と同じ高さ	天鼎　水突
甲状軟骨上縁と同じ高さ	扶突　人迎　天窓
舌骨の上方	廉泉
上唇小帯	齦交
棘上靱帯	腰陽関　命門　懸枢　脊中　中枢　筋縮　至陽　霊台　神道　身柱　陶道　大椎
棘間靱帯	腰陽関　命門　懸枢　脊中　中枢　筋縮　至陽　霊台　神道　身柱　陶道　大椎
小鎖骨上窩	気舎
大鎖骨上窩	欠盆
鎖骨下窩	中府(外側)　雲門(陥凹部)
鎖骨下縁	気戸
烏口突起	雲門(内方)
腋窩	極泉
肩甲棘下端	臑兪
肩甲骨棘上窩	秉風　曲垣
肩甲棘下窩	天宗
尺骨神経溝	小海
タバコ窩	陽渓
橈骨茎状突起と舟状骨の間	太淵
深部に橈骨神経幹が通る部	手五里
聴診三角	譩譆
腰三角	腰眼
腰背腱膜	胆兪　脾兪　胃兪　三焦兪　腎兪　気海兪　大腸兪　関元兪　小腸兪　膀胱兪 上髎　次髎　中髎　下髎
会陰筋中心	会陰
白線	曲骨　中極　関元　石門　気海　陰交　水分　下脘　建里　中脘　上脘　巨闕 鳩尾
肖径溝	衝門
大転子頂点と同じ高さ	髀関
大腿三角(スカルパ三角)	足五里　陰廉　衝門
腸脛靱帯	風市　中瀆　膝陽関
膝蓋靱帯	犢鼻
内果尖と外果尖との中点	解渓
足底腱膜	湧泉

※赤太字は重要度が高いのでしっかり覚えよう

STEP 3　主な動脈と経穴

主な動脈

頭頚部の動脈	浅側頭動脈	百会	頭維	聴宮	耳門	和髎	糸竹空	聴会	頷厭	懸顱	懸釐	曲鬢	目窓	正営	承霊
	顔面動脈	素髎	地倉	大迎											
	総頚動脈	人迎	水突	気舎											
	椎骨動脈	(風池)													
	鎖骨下動脈	欠盆													
上肢の動脈	腋窩動脈	(雲門)	極泉	気戸											
	上腕動脈	青霊	天泉	曲沢											
	橈骨動脈	孔最	列欠	経渠	太淵	陽渓	偏歴	温溜	下廉	上廉	手三里				
	尺骨動脈	霊道	通里	陰郄	神門	陽谷	養老								
下肢の動脈	大腿動脈	気衝	足五里	陰廉	箕門	衝門									
	膝窩動脈	委中													
	前脛骨動脈	足三里	上巨虚	条口	下巨虚	豊隆	解渓								
	後脛骨動脈	三陰交	漏谷	地機	合陽	承筋	承山	太渓	大鐘	照海	復溜	交信	築賓		
	腓骨動脈	飛揚	跗陽	崑崙											
	足背動脈	衝陽	太衝												

※(　)は深部を該当する動脈が通る
※赤太字は動脈拍動部

● 頭頚部の動脈

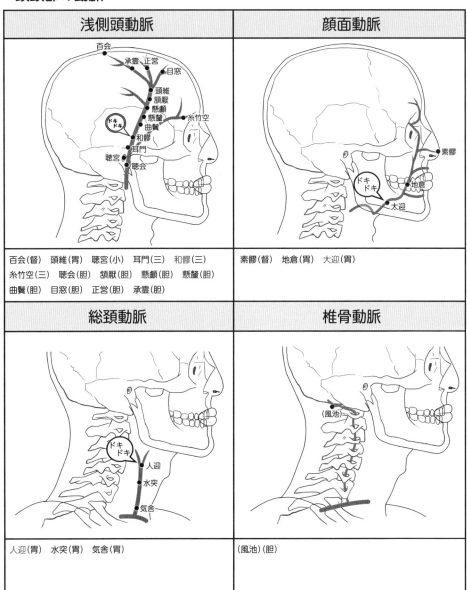

浅側頭動脈

百会
承霊 正営
目窓
頭維
頷厭
懸顱
懸釐
糸竹空
曲鬢
ドキ
ドキ
和髎
耳門
聴宮
聴会

百会(督)　頭維(胃)　聴宮(小)　耳門(三)　和髎(三)
糸竹空(三)　聴会(胆)　頷厭(胆)　懸顱(胆)　懸釐(胆)
曲鬢(胆)　目窓(胆)　正営(胆)　承霊(胆)

顔面動脈

素髎
ドキ
ドキ
地倉
太迎

素髎(督)　地倉(胃)　大迎(胃)

総頚動脈

ドキ
ドキ
人迎
水突
気舎

人迎(胃)　水突(胃)　気舎(胃)

椎骨動脈

(風池)

(風池)(胆)

※（　）は深部を該当する動脈が通る
※赤太字は動脈拍動部

鎖骨下動脈

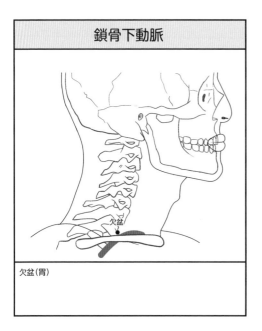

欠盆(胃)

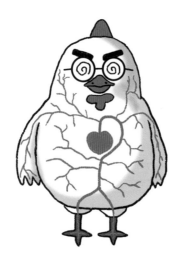

JCOPY 498-06936

● 上肢の動脈

腋窩動脈	上腕動脈
(雲門)(肺)　気戸(胃)　極泉(心)	青霊(心)　天泉(心包)　曲沢(心包)

橈骨動脈	尺骨動脈
孔最(肺)　列欠(肺)　経渠(肺)　太淵(肺) 陽渓(大)　偏歴(大)　温溜(大)　下廉(大)　上廉(大) 手三里(大)	霊道(心)　通里(心)　陰郄(心)　神門(心) 陽谷(小)　養老(小)

※（　）は深部を該当する動脈が通る
※赤太字は動脈拍動部

● 下肢の動脈

大腿動脈	膝窩動脈
気衝(胃)　足五里(肝)　陰廉(肝)　箕門(脾)　衝門(脾)	委中(膀)

前脛骨動脈	後脛骨動脈
足三里(胃)　上巨虚(胃)　条口(胃)　下巨虚(胃) 豊隆(胃)　解渓(胃)	三陰交(脾)　漏谷(脾)　地機(脾)　合陽(膀)　承筋(膀) 承山(膀)　太渓(腎)　大鐘(腎)　照海(腎)　復溜(腎) 交信(腎)　築賓(腎)

※交信(腎)は復溜の
前方に位置する

※( )は深部を該当する動脈が通る
※赤太字は動脈拍動部

JCOPY 498-06936

腓骨動脈	足背動脈
飛揚（膀）　跗陽（膀）　崑崙（膀）	衝陽（胃）　太衝（肝）

※（　）は深部を該当する動脈が通る
※赤太字は動脈拍動部

STEP 4　主な神経（皮枝）と経穴

皮枝					神経	経穴
皮枝	脳神経	三叉神経			第1枝（眼神経）	百会　前頂　顖会　上星　神庭　素髎　頭維　睛明　攢竹　眉衝　曲差　五処　承光　通天　糸竹空　本神　陽白　頭臨泣　目窓　正営　承霊
					第2枝（上顎神経）	水溝　兌端　齦交　禾髎　迎香　承泣　四白　巨髎　地倉　頭維　顴髎　糸竹空　瞳子髎
					第3枝（下顎神経）	承漿　地倉　大迎　頬車　下関　聴宮　角孫　耳門　和髎　聴会　上関　頷厭　懸顱　懸釐　曲鬢　率谷
	脊髄神経	頚神経	後枝		大後頭神経	風府　脳戸　強間　後頂　百会　絡却　玉枕　天柱　承霊　脳空
			前枝	頚神経叢	小後頭神経	天牖　率谷　天衝　浮白　頭竅陰　完骨
					大耳介神経	頬車　天容　翳風　瘈脈　顱息
					頚横神経	天突　廉泉　人迎　水突　天窓
					鎖骨上神経	華蓋　璇璣　中府　雲門　肩髃　巨骨　天鼎　扶突　気舎　欠盆　気戸　庫房　臑兪　彧中　兪府　肩髎　天髎　肩井
				腕神経叢	正中神経	商陽　労宮　中衝
					尺骨神経	霊道　通里　陰郄　神門　少府　少衝　少沢　前谷　後渓　腕骨　陽谷　関衝　液門　中渚
					橈骨神経	二間　三間　合谷　陽渓　陽池
		腰神経・仙骨神経	前枝	腰神経叢	大腿神経	血海　箕門　伏兎　陰市　梁丘
					伏在神経	公孫　商丘　三陰交　漏谷　地機　陰陵泉　太渓　大鐘　水泉　照海　復溜　交信　築賓　陰谷　中封　蠡溝　中都　膝関　曲泉　※犢鼻（伏在神経膝蓋下枝）
					陰部大腿神経	衝門　足五里　陰廉
					閉鎖神経	陰包
				仙骨神経叢	浅腓骨神経	解渓　衝陽　陥谷　内庭　厲兌　隠白　大都　太白　陽輔　懸鐘　丘墟　足臨泣　地五会　侠渓　足竅陰
					深腓骨神経	大敦　行間　太衝
					陰部神経	長強　会陰　会陽

※赤字は複数の神経にまたがる経穴

JCOPY　498-06936

● 脳神経—三叉神経

第1枝（眼神経）

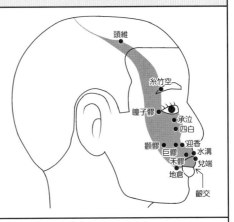

百会（督）	前頂（督）	顖会（督）	上星（督）	神庭（督）
素髎（督）	頭維（胃）	睛明（膀）	攅竹（膀）	眉衝（膀）
曲差（膀）	五処（膀）	承光（膀）	通天（膀）	糸竹空（三）
本神（胆）	陽白（胆）	頭臨泣（胆）	目窓（胆）	正営（胆）
承霊（胆）				

第2枝（上顎神経）

水溝（督）	兌端（督）	齗交（督）	禾髎（大）	迎香（大）
承泣（胃）	四白（胃）	巨髎（胃）	地倉（胃）	頭維（胃）
顴髎（小）	糸竹空（三）	瞳子髎（胆）		

第3枝（下顎神経）

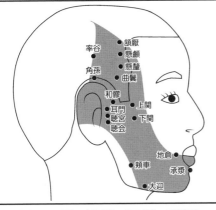

承漿（任）	地倉（胃）	大迎（胃）	頬車（胃）	下関（胃）
聴宮（小）	角孫（三）	耳門（三）	和髎（三）	
聴会（胆）	上関（胆）	頷厭（胆）	懸顱（胆）	懸釐（胆）
曲鬢（胆）	率谷（胆）			

※赤字は複数の神経にまたがる経穴

● 脊髄神経—頚神経後枝

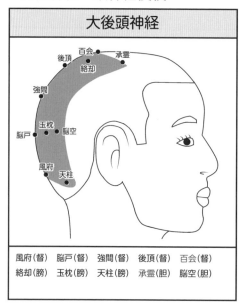

大後頭神経

風府(督)	脳戸(督)	強間(督)	後頂(督)	百会(督)
絡却(膀)	玉枕(膀)	天柱(膀)	承霊(胆)	脳空(胆)

※赤字は複数の神経にまたがる経穴

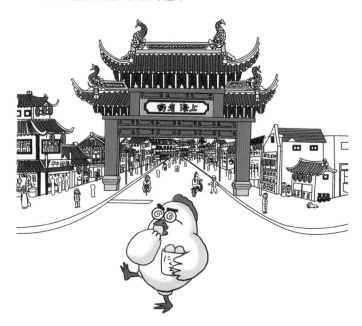

JCOPY 498-06936

● 脊髄神経─頚神経前枝─頚神経叢

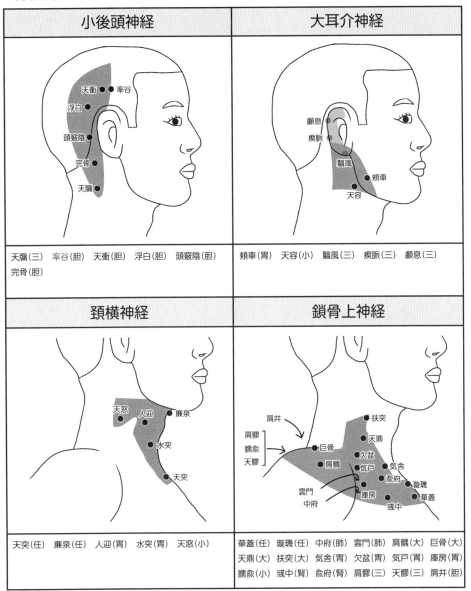

小後頭神経	大耳介神経
天牖(三) 率谷(胆) 天衝(胆) 浮白(胆) 頭竅陰(胆) 完骨(胆)	頬車(胃) 天容(小) 翳風(三) 瘈脈(三) 顱息(三)

頚横神経	鎖骨上神経
天突(任) 廉泉(任) 人迎(胃) 水突(胃) 天窓(小)	華蓋(任) 璇璣(任) 中府(肺) 雲門(肺) 肩髃(大) 巨骨(大) 天鼎(大) 扶突(大) 気舎(胃) 欠盆(胃) 気戸(胃) 庫房(胃) 臑兪(小) 或中(腎) 兪府(腎) 肩髎(三) 天髎(三) 肩井(胆)

※赤字は複数の神経にまたがる経穴

● 脊髄神経─頚神経前枝─腕神経叢

正中神経	尺骨神経
商陽(大)　労宮(心包)　中衝(心包)	霊道(心)　通里(心)　陰郄(心)　神門(心)　少府(心) 少衝(心)　少沢(小)　前谷(小)　後渓(小)　腕骨(小) 陽谷(小)　関衝(三)　液門(三)　中渚(三)

橈骨神経
二間(大)　三間(大)　合谷(大)　陽渓(大)　陽池(三)

JCOPY 498-06936

● 脊髄神経―腰神経・仙骨神経前枝―腰神経叢

大腿神経(前皮枝)	伏在神経
血海(脾)　箕門(脾)　伏兎(胃)　陰市(胃)　梁丘(胃)	公孫(脾)　商丘(脾)　三陰交(脾)　漏谷(脾)　地機(脾) 陰陵泉(脾)　太渓(腎)　大鐘(腎)　水泉(腎)　照海(腎) 復溜(腎)　交信(腎)　築賓(腎)　陰谷(腎)　中封(肝) 蠡溝(肝)　中都(肝)　膝関(肝)　曲泉(肝)
陰部大腿神経	閉鎖神経
衝門(脾)　足五里(肝)　陰廉(肝)	陰包(肝)

● 脊髄神経─腰神経・仙骨神経前枝─仙骨神経叢

浅腓骨神経	深腓骨神経
解渓（胃）　衝陽（胃）　陥谷（胃）　内庭（胃）　厲兌（胃） 隠白（胃）　大都（脾）　太白（脾）　陽輔（胆）　懸鐘（胆） 丘墟（胆）　足臨泣（胆）　地五会（胆）　侠渓（胆）　足竅陰（胆）	大敦（肝）　行間（肝）　太衝（肝）

陰部神経	
長強（督）　会陽（膀）　会陰（任）	

● デルマトームと経穴

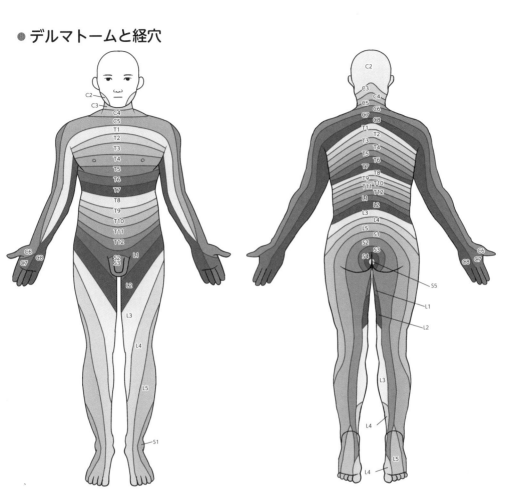

デルマトーム領域	部位の目安	主な経穴				
C6	母指	太淵(肺)	魚際(肺)	少商(肺)など		
C7	中指	商陽(大)	二間(大)	三間(大)	合谷(大)など	
C8	小指	少衝(心)	少沢(小)	前谷(小)	後渓(小)	腕骨(小)など
T4	乳頭	膻中(任)	神封(腎)	乳中(胃)	天池(心包)	天渓(脾)など
T10	臍	神闕(任)	肓兪(腎)	天枢(胃)	大横(脾)など	
L4	下腿内側、母趾	隠白(脾)	大都(脾)	太白(脾)	公孫(脾)など	
L5	第2〜4趾	厲兌(胃)	内庭(胃)	陥谷(胃)など		
S1	下腿外側、小趾	至陰(膀)	足通谷(膀)	束骨(膀)	京骨(膀)など	

STEP 5　主な神経（筋枝）と経穴

			神経	経穴
筋枝	脳神経		顔面神経	脳戸　顖会　上星　神庭　水溝　兌端　承漿　天鼎　扶突　禾髎　迎香 承泣　四白　巨髎　地倉　大迎　頭維　人迎　水突　気舎　欠盆　気戸 天窓　天容　顴髎　睛明　攅竹　眉衝　曲差　五処　玉枕　彧中　俞府 翳風　瘈脈　角孫　和髎　糸竹空　瞳子髎　頷厭　懸顱　懸釐 曲鬢　率谷　天衝　浮白　頭竅陰　本神　陽白　頭臨泣　脳空
			三叉神経第3枝 （下顎神経）	大迎　頬車　下関　角孫　上関　頷厭　懸顱　懸釐　曲鬢　率谷　天衝 浮白
			副神経	巨骨　天鼎　扶突　人迎　水突　気舎　秉風　曲垣　肩外俞　肩中俞 天窓　天容　天柱　大杼　風門　肺俞　厥陰俞　心俞　督俞　膈俞　肝俞 附分　魄戸　膏肓　神堂　天髎　天牖　完骨　風池　肩井
	脊髄神経	頚神経 前枝	頚神経叢　頚神経ワナ	天突
			肩甲背神経	大杼　風門　肺俞　厥陰俞　心俞　附分　魄戸　膏肓　神堂　譩譆 肩外俞　肩中俞
			長胸神経	大包　淵腋　輒筋
			鎖骨下筋神経	俞府　気戸
			肩甲上神経	巨骨　臑俞　天宗　秉風　曲垣
		腕神経叢　筋皮神経		天府　侠白　尺沢　手五里　臂臑　青霊　天泉　曲沢
			正中神経	孔最　魚際　少海　霊道　通里　陰郄　神門　郄門　間使　内関　大陵 労宮
			尺骨神経	二間　三間　合谷　少海　霊道　通里　陰郄　神門　少府　後渓　腕骨 支正　小海　液門　中渚
			肩甲下神経	肩貞
			胸背神経	肝俞　胆俞　脾俞　胃俞　膈関　魂門　陽綱　意舎　胃倉　肓門　志室 京門
			腋窩神経	臂臑　肩髃　肩貞　臑俞　臑会　肩髎
			橈骨神経	孔最　列欠　経渠　陽渓　偏歴　温溜　下廉　上廉　手三里　曲池　肘髎 手五里　陽谷　肩貞　陽池　外関　支溝　会宗　三陽絡　四瀆　天井 清冷淵　消濼　臑会
		腰神経・仙骨神経 前枝　腰神経叢	大腿神経	髀関　伏兎　陰市　梁丘　血海　箕門　衝門　風市　中瀆　陰包　足五里 陰廉
			陰部大腿神経	急脈
			閉鎖神経	箕門　膝関　曲泉　陰包　足五里
			上殿神経	髀関　胞肓　秩辺　居髎
			下殿神経	膀胱俞　中膂俞　白環俞　会陽　承扶　胞肓　秩辺　環跳
			総腓骨神経	浮郄　委陽　風市　中瀆　膝陽関
			浅腓骨神経	跗陽　申脈　金門　陽陵泉　陽交　外丘　光明　陽輔　懸鐘
		仙骨神経叢　深腓骨神経		足三里　上巨虚　条口　下巨虚　豊隆　解渓　衝陽　陥谷　内庭　丘墟 中封
			脛骨神経	三陰交　漏谷　地機　陰陵泉　承扶　殷門　浮郄　委陽　合陽　承筋 承山　飛揚　跗陽　束骨　然谷　太渓　照海　復溜　交信　築賓　陰谷 風市　中瀆　膝陽関　陽交　膝関　曲泉
			陰部神経	会陰　長強

JCOPY　498-06936

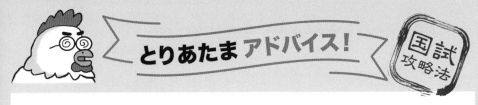

STEP 1 筋肉と経穴

主な筋肉の上にどの経穴が存在するのか覚えよう！
また、筋肉(腱)と筋肉(腱)の間にある経穴もしっかり覚えよう！

（練習問題）

問題 1 棘上筋上にある経穴はどれか。

1. 臑兪
2. 肩髎
3. 肩貞
4. 曲垣

問題 2 前鋸筋上にない経穴はどれか。

1. 大包
2. 輒筋
3. 章門
4. 淵腋

問題 3 経穴と筋肉の組合せで正しいのはどれか。

1. 肩井 ——————— 肩甲挙筋
2. 小円筋 ————— 肩貞
3. 円回内筋 ——— 小海
4. 深指屈筋 ——— 支正

問題 4 中殿筋上に取穴する経穴はどれか。

1. 秩辺
2. 会陽
3. 髀関
4. 中膂兪

問題 5　胸鎖乳突筋と僧帽筋の起始部の間に取る経穴はどれか。

1．風府
2．風池
3．風門
4．風市

問題 6　部位と経穴の組合せで正しいのはどれか。

1．大腿直筋と縫工筋と大腿筋膜張筋の近位の間 ――― 足五里
2．縫工筋と長内転筋の間 ――――――――――― 陰包
3．ヒラメ筋とアキレス腱の間 ―――――――― 復溜
4．長母指外転筋腱と短母指伸筋腱の間 ―――――― 列欠

答え　問題 1：4　問題 2：3　問題 3：2　問題 4：1　問題 5：2　問題 6：4

STEP 2　主な解剖学的部位と経穴

解剖学的部位(体表指標)と経穴の組合せは、挙げればキリがないので、197 頁の一覧表は代表的なものに留めてあるぞ！　その他は取穴部位を参考に確認しよう！

(練習問題)

問題 1　解剖部位と経穴の組合せで誤っているのはどれか。

1．タバコ窩 ――――― 陽渓
2．聴診三角 ――――― 膈兪
3．腋窩 ――――――― 極泉
4．小児の小泉門 ―― 強間

問題 2　解剖部位と経穴の組合せで正しいのはどれか。

1．小鎖骨上窩 ――――― 水突
2．大鎖骨上窩 ――――― 雲門
3．腸脛靭帯 ―――――― 中瀆
4．項靭帯 ――――――― 風池

答え　問題 1：2　問題 2：3

JCOPY 498-06936

STEP 3 主な動脈と経穴

動脈・動脈拍動部と経穴の組合せを覚えよう！

（練習問題）

問題1 経穴と動脈との組合せで正しいのはどれか。

1. 水突 ──── 総頚動脈
2. 列欠 ──── 尺骨動脈
3. 照海 ──── 腓骨動脈
4. 頭維 ──── 顔面動脈

問題2 経穴と動脈との組合せで誤っているのはどれか。

1. 地倉 ──── 顔面動脈
2. 足五里 ── 大腿動脈
3. 青霊 ──── 上腕動脈
4. 天泉 ──── 腋窩動脈

問題3 経穴と動脈拍動部との組合せで正しいのはどれか。

1. 頭維 ──── 浅側頭動脈
2. 陽渓 ──── 橈骨動脈
3. 衝陽 ──── 足背動脈
4. 地倉 ──── 顔面動脈

答え 問題1: 1 問題2: 4 問題3: 3

STEP 4　主な神経（皮枝）と経穴

主な神経（皮枝）の支配領域と経穴の組合せを覚えよう！　特に三叉神経の支配領域にある経穴はしっかり覚えよう！　また、主なデルマトームの領域上にある経穴も覚えよう！

（練習問題）

問題1　三叉神経第2枝の領域にある経穴はどれか。

1．素髎
2．下関
3．承泣
4．承漿

問題2　伏在神経の支配領域にない経穴はどれか。

1．三陰交
2．足五里
3．陰陵泉
4．曲泉

問題3　経穴とその部位を支配している神経の組合せで誤っているのはどれか。

1．脳戸 ——— 大後頭神経
2．人迎 ——— 頚横神経
3．中府 ——— 鎖骨上神経
4．完骨 ——— 大耳介神経

問題4　深腓骨神経の支配領域にない経穴はどれか。

1．衝陽
2．大敦
3．行間
4．太衝

問題5　デルマトームでT10領域上に位置する経穴はどれか。

1．膻中
2．中脘
3．天枢
4．乳中

答え　問題1：3　問題2：2　問題3：4　問題4：1　問題5：3

JCOPY 498-06936

STEP 5 主な神経(筋枝)と経穴

経穴とその部位にある筋の支配神経の組合せを覚えよう！
特に橈骨神経、正中神経、尺骨神経、脛骨神経、浅腓骨神経、深腓骨神経は要注意だよ！

（ヒント）
例えば足三里という経穴の部位にある筋の支配神経を知りたい場合…、
　①足三里がどの筋肉上にあるか考える
　②足三里は「前脛骨筋」上にあることを確認する
　③前脛骨筋を支配する神経は何か考える
　④前脛骨筋を支配するのは「深腓骨神経」であることを確認する
　⑤上記のことから、足三里が存在する筋肉の支配神経は「深腓骨神経」
ということが導き出せる

（練習問題）

問題1　副神経支配の筋と関係のある経穴はどれか。
　1．頬車
　2．肩外兪
　3．手五里
　4．大包

問題2　経穴とその部位の筋を支配する神経との組合せで<u>誤っている</u>のはどれか。
　1．合谷 ——— 尺骨神経
　2．曲池 ——— 橈骨神経
　3．足三里 —— 深腓骨神経
　4．中封 ——— 浅腓骨神経

問題3　経穴とその部位の筋を支配する神経との組合せで<u>正しい</u>のはどれか。
　1．内関 ——— 尺骨神経
　2．天府 ——— 腋窩神経
　3．天宗 ——— 肩甲上神経
　4．肩井 ——— 肩甲背神経

<u>答え</u>　問題1：2　問題2：4　問題3：3

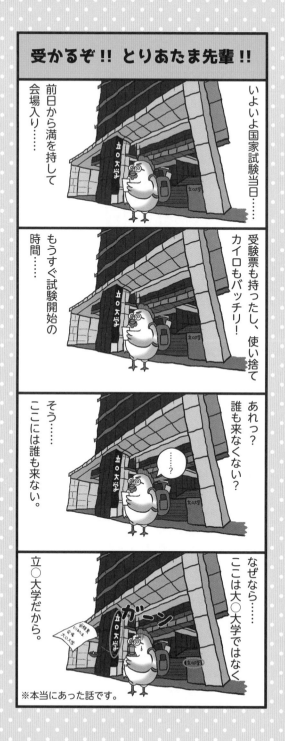

第12章

経絡経穴と研究

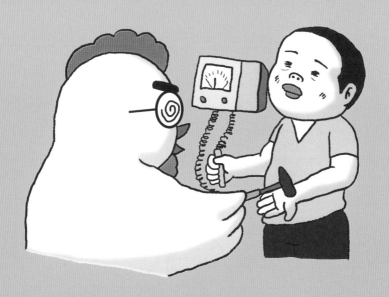

経穴現象・トリガーポイント

経穴現象等	特徴	
良導絡・良導点	皮膚通電抵抗の低下を特徴とする反応点 中谷義雄が提唱	
皮電点	内臓の異常によって皮膚通電抵抗が低下する点 石川太刀雄が提唱	
圧反射	皮膚の圧迫で、その側の身体半側に発汗の抑制が起こる現象 高木健太郎が提唱	
丘疹点	圧痛に引き続き体表面に出現 藤田六郎が提唱	内臓疾患に応じた関連痛、疼痛閾値の低下、内臓体性反射が関与
撮診点	皮下組織をつまみ、軽く圧を加え異常な知覚発現の有無を調べる 成田夬助が提唱	
エアポケット現象	皮膚温の変化を示す	
ヘッド帯	現代西洋医学からの応用	
最高過敏点	現代西洋医学からの応用	
ボアスの圧痛点	背部・腰部に出現(左　脾兪)	
圧診点	背部・腰部に出現 小野寺直助が提唱	
平田十二反応帯	特異な理論構成を持つ	
トリガーポイント	組織損傷→痛覚閾値低下、血管透過性亢進→浮腫→索状硬結 圧痛、単収縮反応、関連痛現象発現	

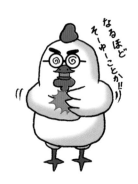

JCOPY 498-06936

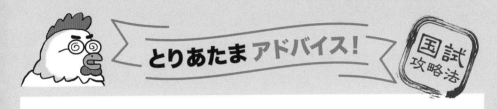

経穴現象やトリガーポイントの特徴を押さえておこう！

（練習問題）

問題1 誤っている組合せはどれか。

1．藤田六郎 ――――― 丘疹点

2．成田夬助 ――――― 圧診点

3．中谷義雄 ――――― 良導絡

4．石川太刀雄 ―――― 皮電点

問題2 経穴現象で誤っている組合せはどれか。

1．撮診点 ―――――――――― 皮膚をつまんで知覚過敏を検査する。

2．良導点 ―――――――――― 皮膚通電抵抗低下現象として報告される。

3．エアポケット現象 ――― 皮膚温の変化として報告される。

4．皮電点 ―――――――――― 圧痛に引き続き体表面に出現する。

問題3 索状硬結がみられるのはどれか。

1．トリガーポイント

2．圧診点

3．良導点

4．撮診点

<u>答え</u>　問題1：2　問題2：4　問題3：1

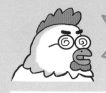

とりあたまヒント！

①良導絡・良導点の「良」は「よし」と読む。そこから良導絡・良導点は、中谷義（よし）雄が提唱した、と覚える。

②皮電点の「皮電」を「秘伝」と読み替える。次に「秘伝の太刀」という言葉を連想し、皮電点を提唱したのは、石川太刀雄と覚える。

③丘疹点の「丘」を数字の「9」と読み替える。さらに「9」をひっくり返し「6」とする。そこから、丘疹点を提唱したのは藤田六郎と覚える。

④撮診点の「撮」は撮影の「撮」。「成田」空港で、スターがスクープ写真を撮影され、「うそだろう？」と「皮膚をつまむ」と連想する。そこから、撮診点を提唱したのは成田夬助で、「皮膚組織をつまみ〜」と覚える。

（成田夬助）　　　　　（撮診点）
成田で　スクープ撮影。

（皮膚組織を）（つまむ）
皮膚　　つまむ。

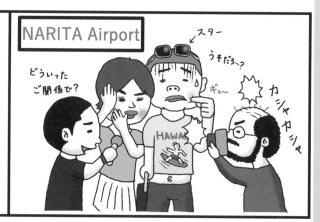

参考文献

・Clay JH, Pounds DM, 著. 大谷素明, 監訳. 改訂版 クリニカルマッサージ―ひと目でわかる筋解剖学と触診・治療の基本テクニック. 医道の日本社; 2009.
・原田　晃. マッスルインパクト―イラストと雑学で楽しく学ぶ解剖学. 医道の日本社; 2013.
・原田　晃. 経穴インパクト イラストで楽しく学ぶ取穴法. 医道の日本社; 2016.
・坂元大海, 原島広至. ツボ単―経穴取穴法・経穴名由来解説. エヌ・ティー・エス; 2011.
・鍼灸あん摩マッサージ指圧師編／上下巻. 改訂第 10 版. 国試黒本; 2022.
・王　暁明. カラー版経穴マップ　第 2 版―イラストで学ぶ十四経穴・奇穴・耳穴・頭鍼. 医歯薬出版; 2013.
・日本理療科教員連盟, 教科書執筆小委員会. 新版 経絡経穴概論　第 2 版. 医道の日本社; 2013.
・趙　吉平, 王　燕平, 編. 柴崎瑛子, 訳. 鍼灸要穴辞典. 東洋学術出版社; 2013.

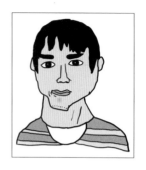

原田　晃 （はらだ あきら）

鍼灸師。筑波大学大学院修了。
中央医療学園専門学校鍼灸学科、
東京衛生学園専門学校臨床教育専攻科卒業。
現在、都築学園お茶の水はりきゅう専門学校副校長。
主な著書に「徒手検査インパクト」「経穴インパクト」
「生理学インパクト」「でる兄 魂の解剖学！」（すべて
医道の日本社）などがある。

あん摩マッサージ指圧師、はり師・きゅう師国家試験対策
ゆるゴロ経穴学　　　　　ⓒ

発　行　2023 年 9 月 10 日　1 版 1 刷

著　者　原田　　晃

発行者　株式会社　中外医学社

代表取締役　青　木　　滋

〒 162-0805　東京都新宿区矢来町 62
電　話　03-3268-2701（代）
振替口座　00190-1-98814 番

イラスト／原田 晃
著者似顔絵／キヨシロウ
印刷・製本／三報社印刷（株）　　　　　　〈HI・KN〉
ISBN 978-4-498-06936-7　　　　　　Printed in Japan